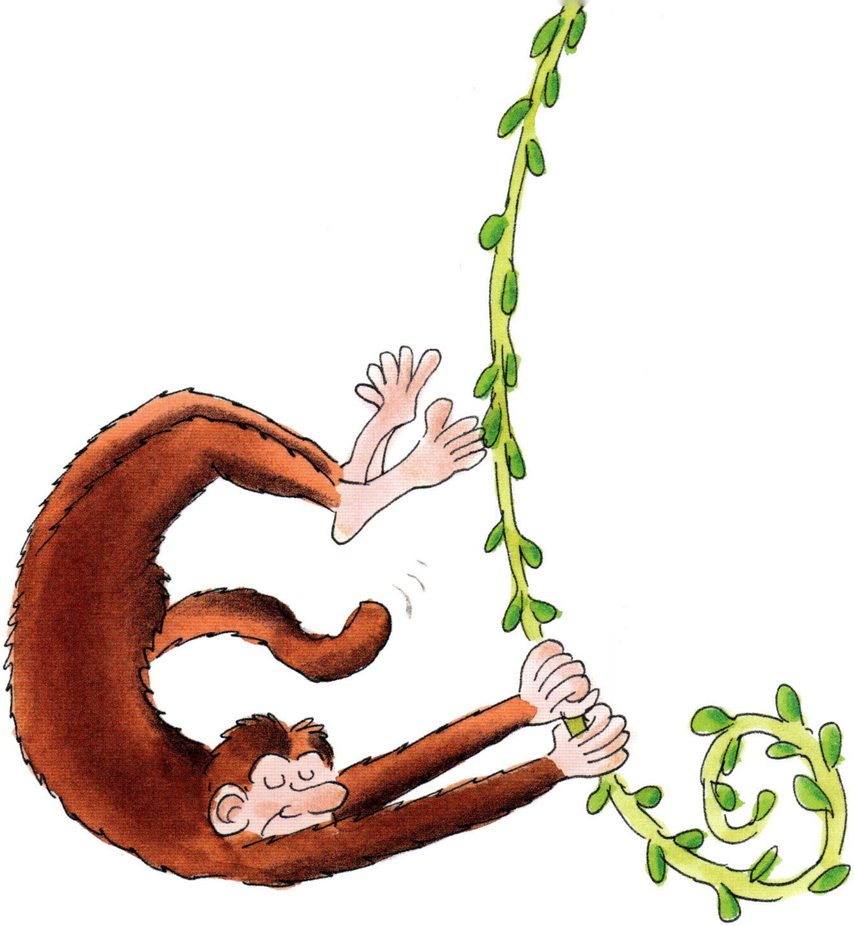

Das Abenteuer suchen

Am Anfang war die Ruhe

Dann biss Adam in den Apfel, blickte an sich herab und sah, dass er nackt war.

Und völlig untrainiert.

Also warf er den Apfelrest in die paradiesischen Blumenrabatten und joggte los. Quer durch den Garten Eden, vorbei am verdutzten Erzengel Gabriel durchs weit offene Tor in die Welt. Und Eva folgte ihm, gemächlich und kopfschüttelnd.

Adam wurde schneller, stärker und fitter. Als ihm das Joggen nicht mehr genügte, entdeckte er das Bodybuilding. Erst mit Baumstämmen, die er zu einer gewaltigen Arche zusammenfügte, dann mit großen Steinquadern, aus denen er riesige Pyramiden auftürmte. Dann entdeckte er, dass er sich mit einigem Geschick auch in die Lüfte erheben konnte, ehe er sich von weit oben mit Schirmen zurück auf die Erde fallen ließ.

Schließlich, nachdem er sich selbst auf den Mond geschossen hatte, um dort im Mondstaub zu joggen, erfand er den Extremsport: Er rannte durch 50 Grad heiße Wüsten oder zum 60 Grad kalten Südpol, hangelte sich an den Fingerspitzen durch die Direttissima auf den K2 und erklomm in Rekordzeit mit dem Carbonrad die Bergankunft in Alp D'Huez.

Als er am Abend zurück nach Hause kam und Eva stolz seine definierten Bauchmuskeln, den Quadrizeps und die wohlgeformten Waden vorführen wollte, saß sie auf einem Kissen aufrecht im Schneidersitz. Ihre schönen Augen waren geschlossen, sie lächelte entspannt und ihr Atem ging ruhig und fließend.

„Was machst du da?", fragte Adam, als Eva – noch immer lächelnd – die Augen öffnete.

„Yoga“, sagte Eva, „Entspannung für Körper, Seele und Geist.“

Sie nahm ein Tuch und wischte ihrem Mann den Schweiß von der Stirn.

„Solltest du auch versuchen, es wird dir guttun.“

Und so geschah es. Adam übte den Sonnengruß, die Katze, das Krokodil und, als er besser wurde, den Pfau und die stehende Schildkröte.

Und die Ruhe kehrte zurück.

Adam aber wäre kein Mann gewesen, hätte er sich nicht doch noch ein wenig vom Ehrgeiz des Entdeckers und Erfinders bewahrt. Und so begründete er eine ganz neue Yoga-Schule nur für Männer – mit Übungen wie „Der sitzende Adonis“, „Der halbvolle Bierkasten“ oder „Den Tiger wecken“. Eigens geschaffen für Typen wie ihn, die noch immer nicht ganz lassen können vom Spaß an der Herausforderung.

Und manchmal, wenn er seiner Eva eine Freude machen will, erfindet er eine Yoga-für-Männer-Übung extra für sie: „Der Frau zuhören“ zum Beispiel. Oder: „Die Küche aufräumen“.

Die führt er seiner Frau auch gleich vor.

Dann freut sich Eva. Und lächelt anerkennend, bevor sie wieder die Augen schließt.

Klaus Puth

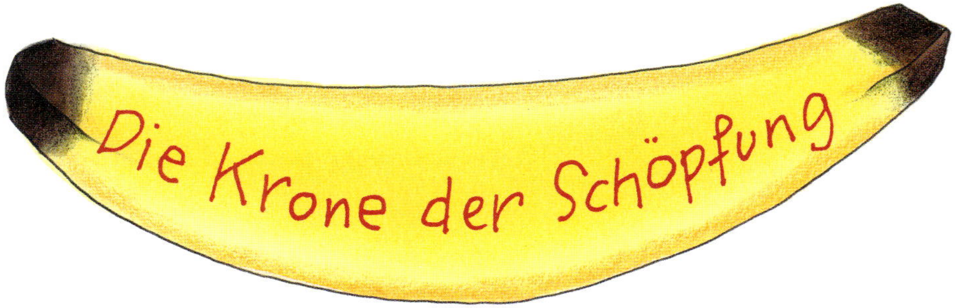
Die Krone der Schöpfung

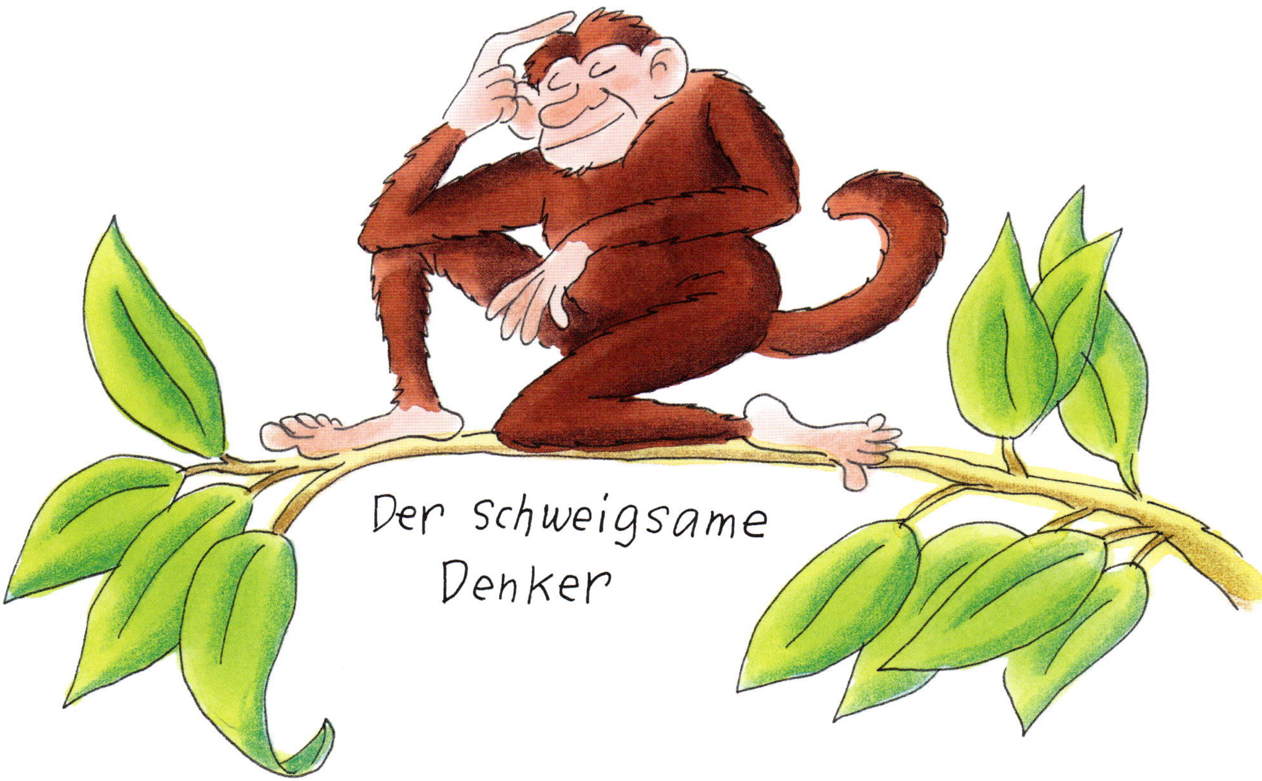
Der schweigsame Denker

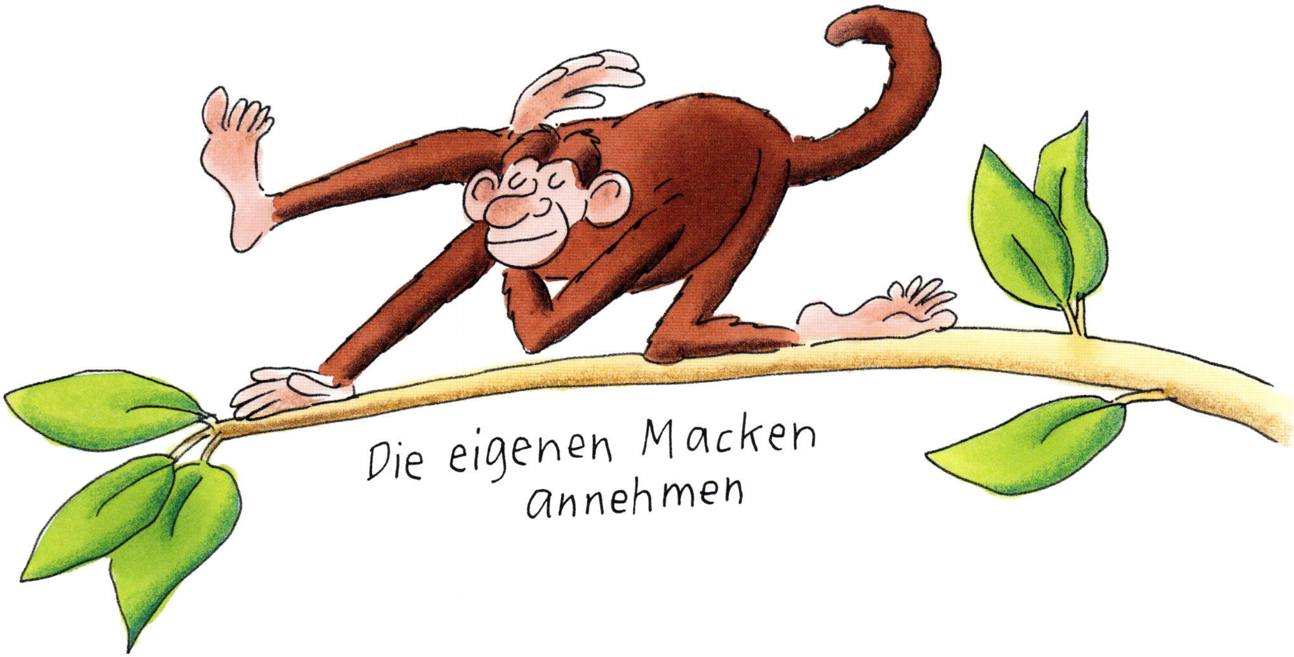

Die eigenen Macken
annehmen

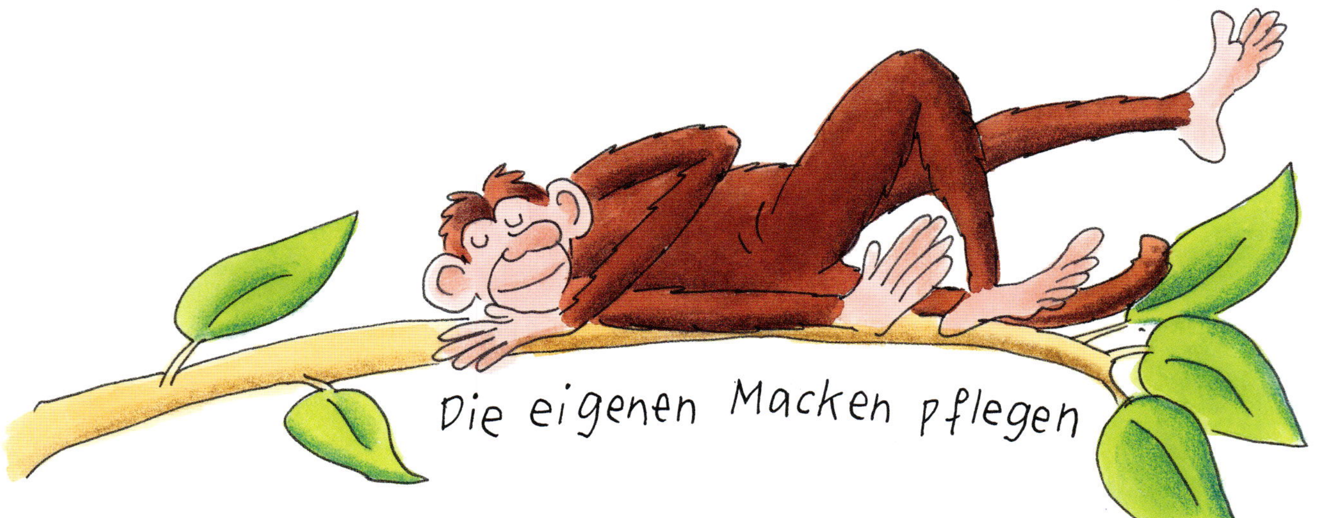

Die eigenen Macken pflegen

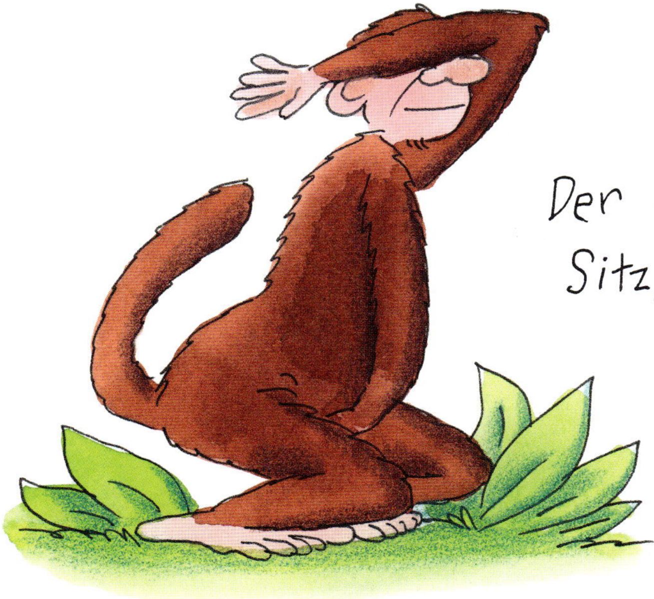

Der eingeschüchterte
Sitzpinkler

Die Schwerkraft
besiegen

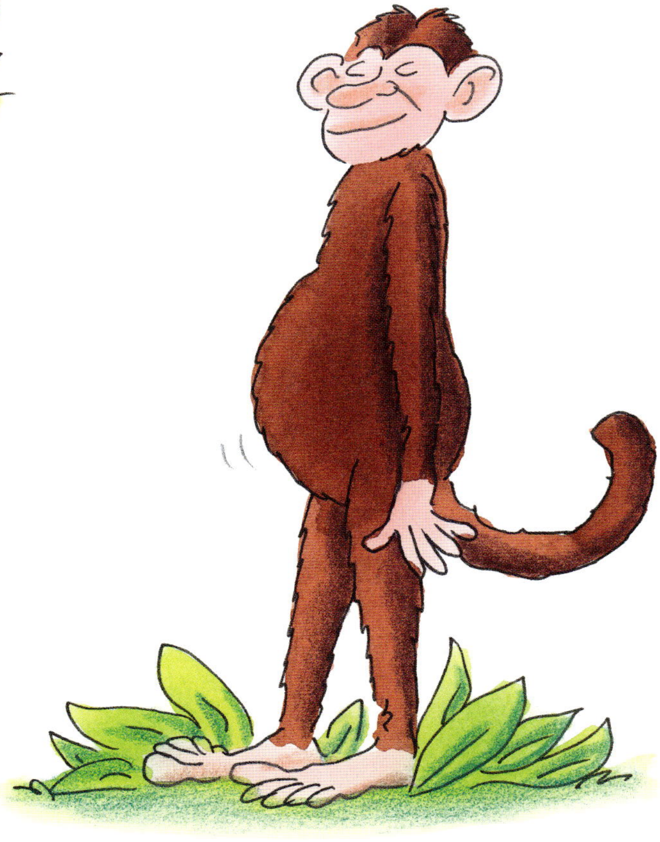

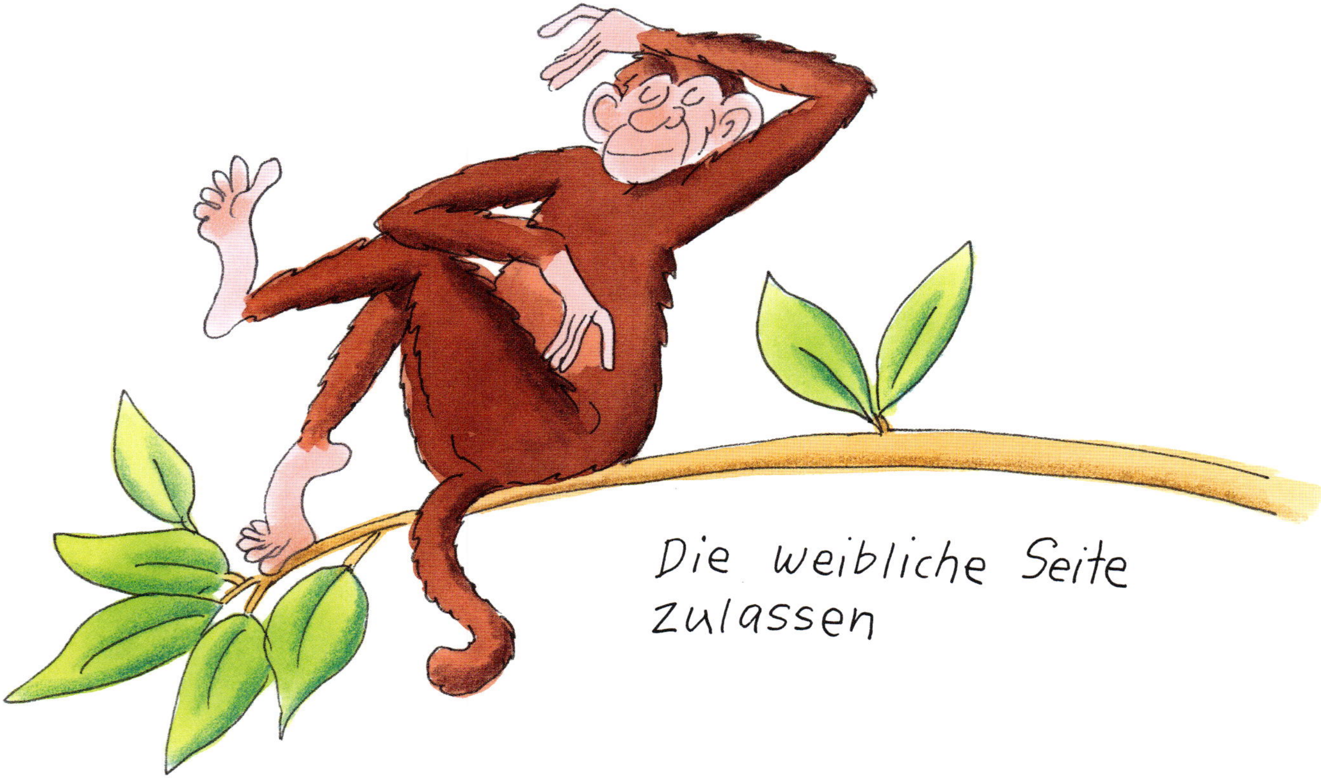

Die weibliche Seite
zulassen

Der aufrechte Liebhaber

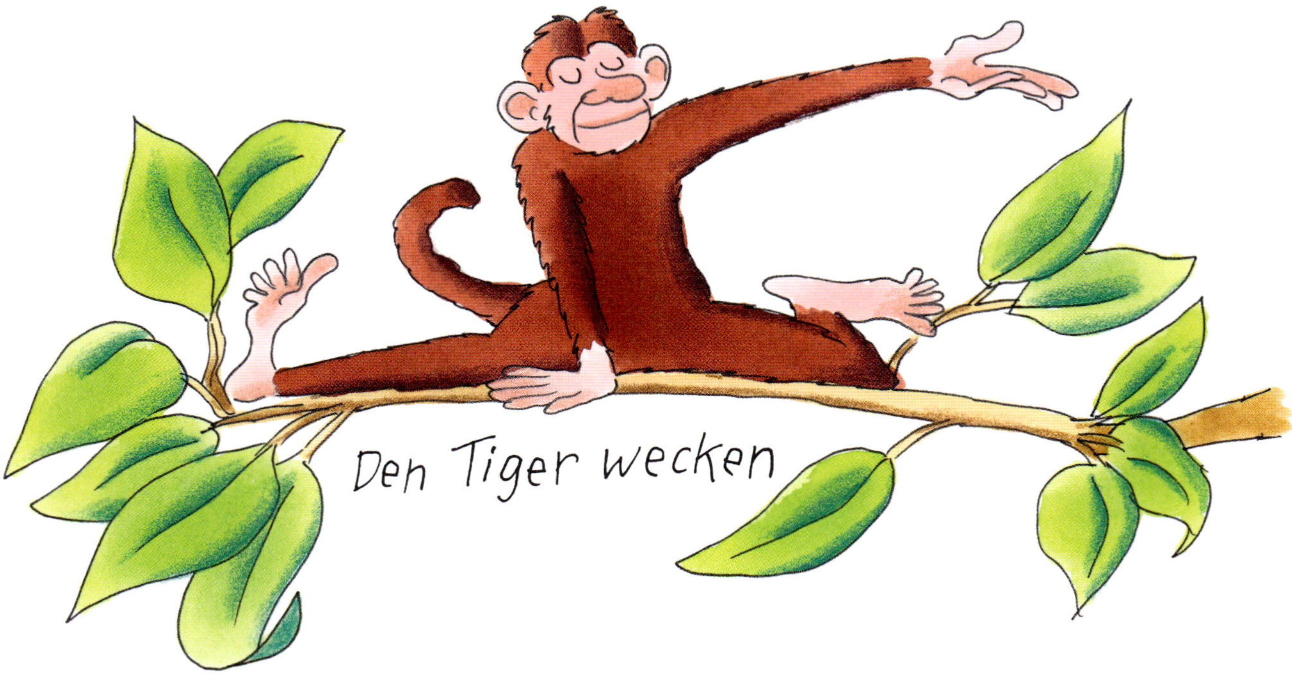

Den Tiger wecken

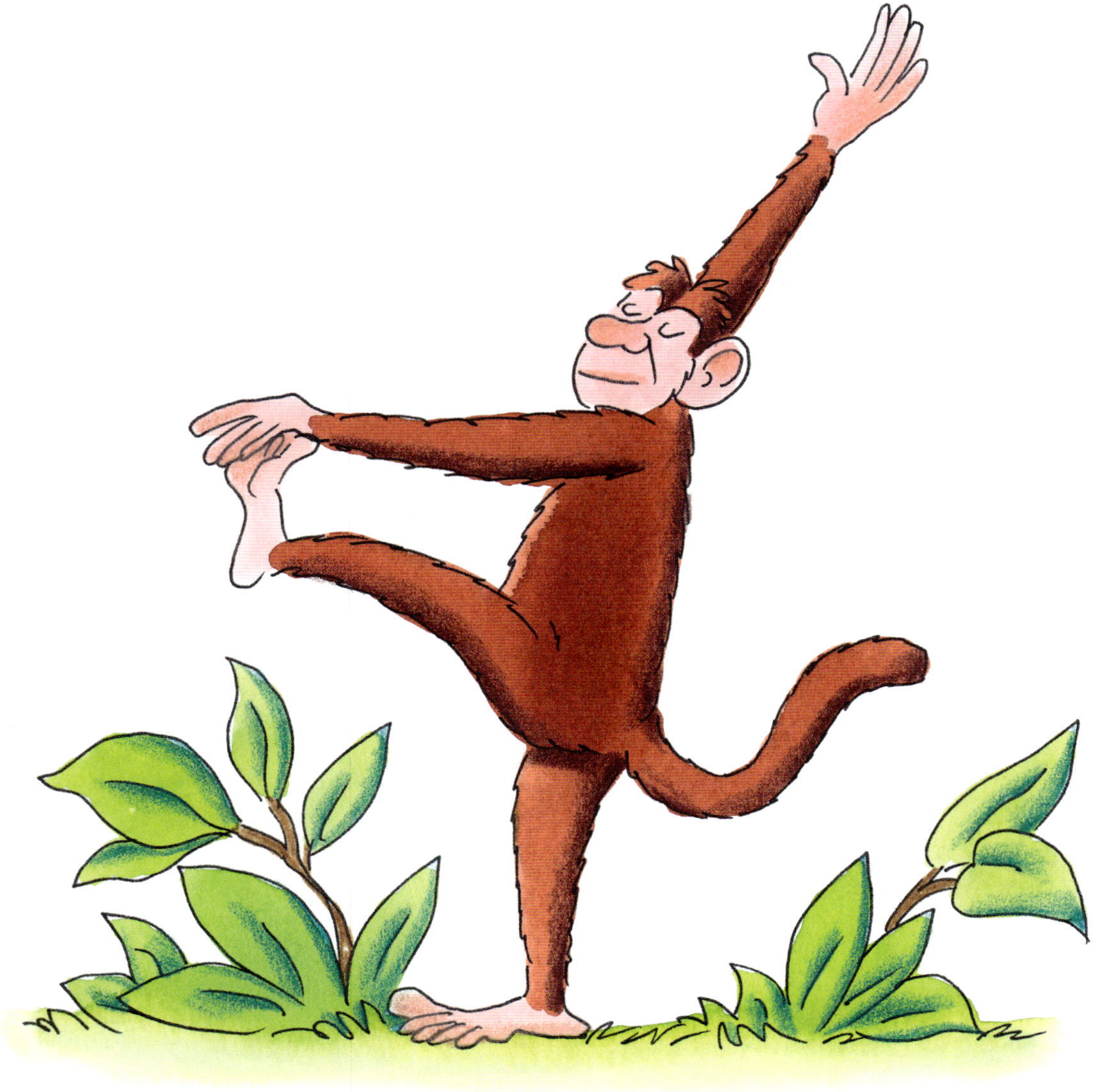

Die Socken wechseln

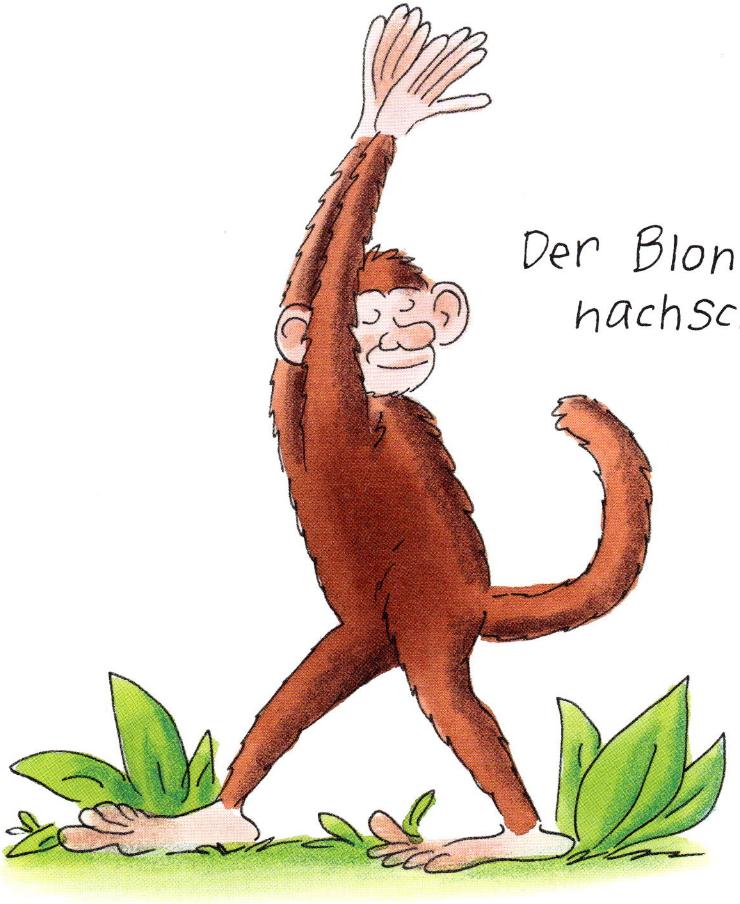

Der Blondine
nachschauen

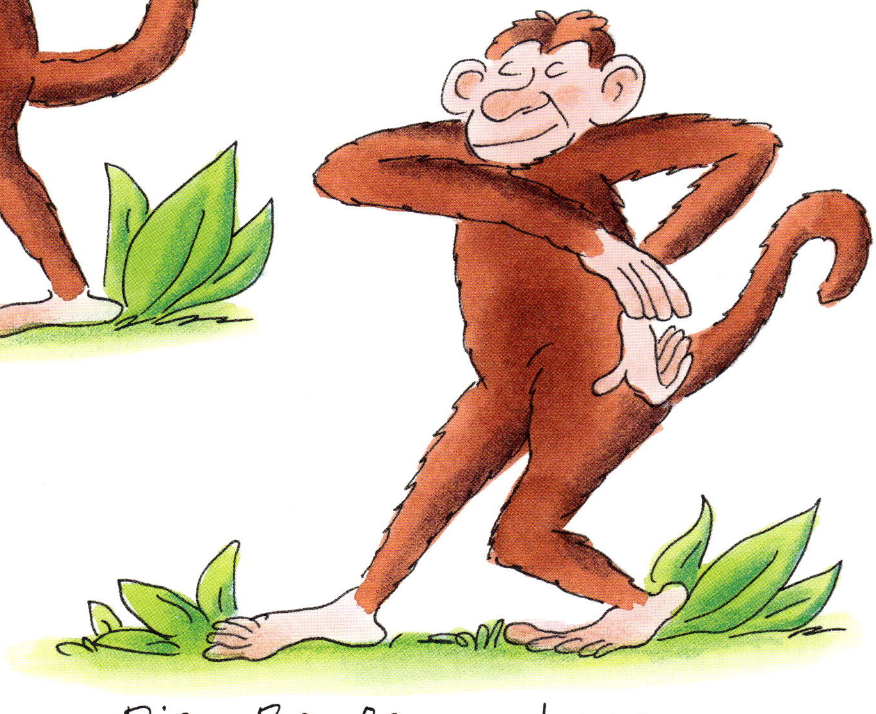

Die Barfrau anbaggern

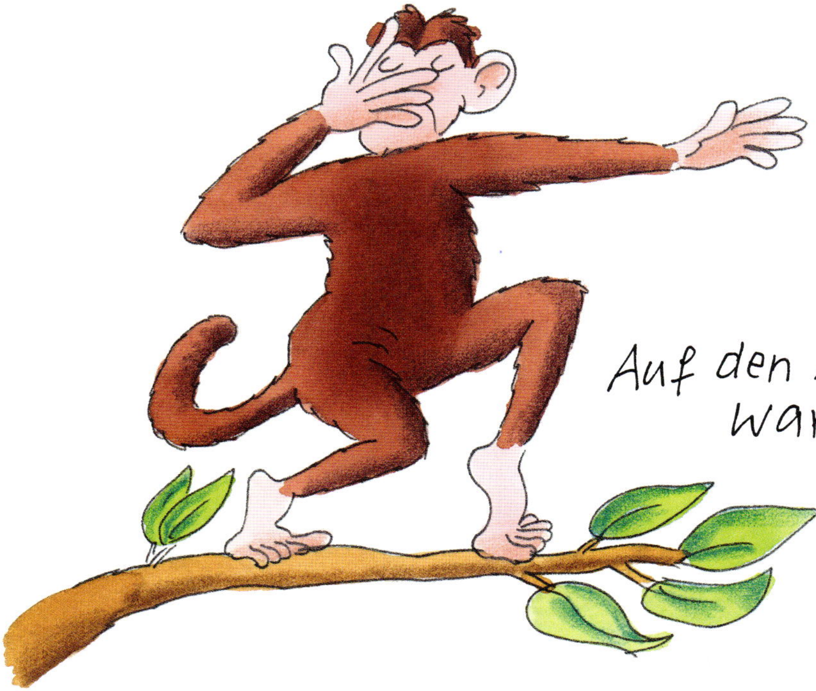

Auf den Anmachspruch warten

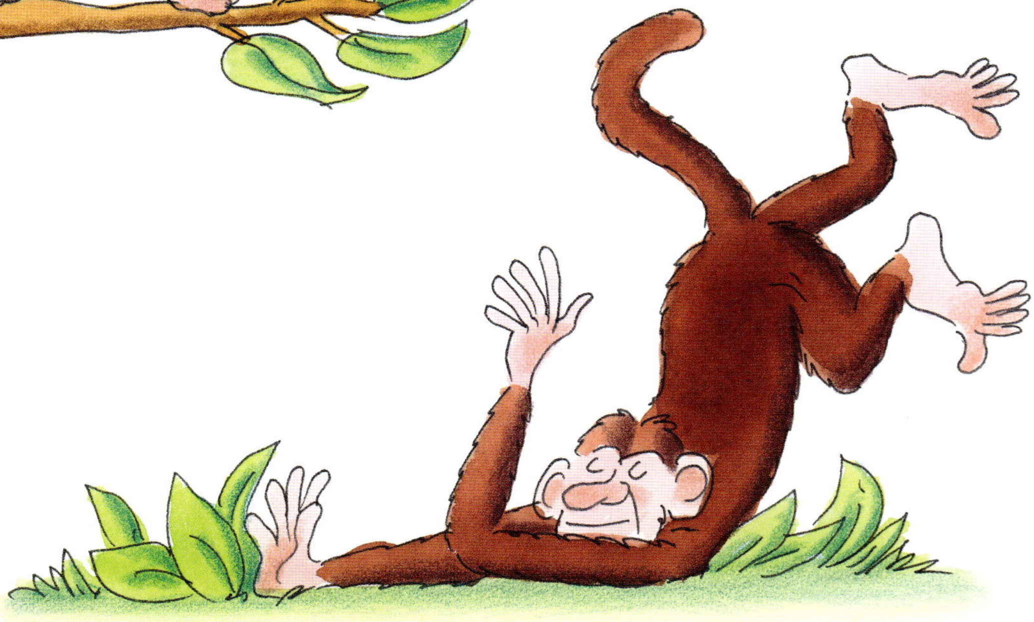

Der missglückte Seitensprung

Der abgeblitzte Nebenbuhler

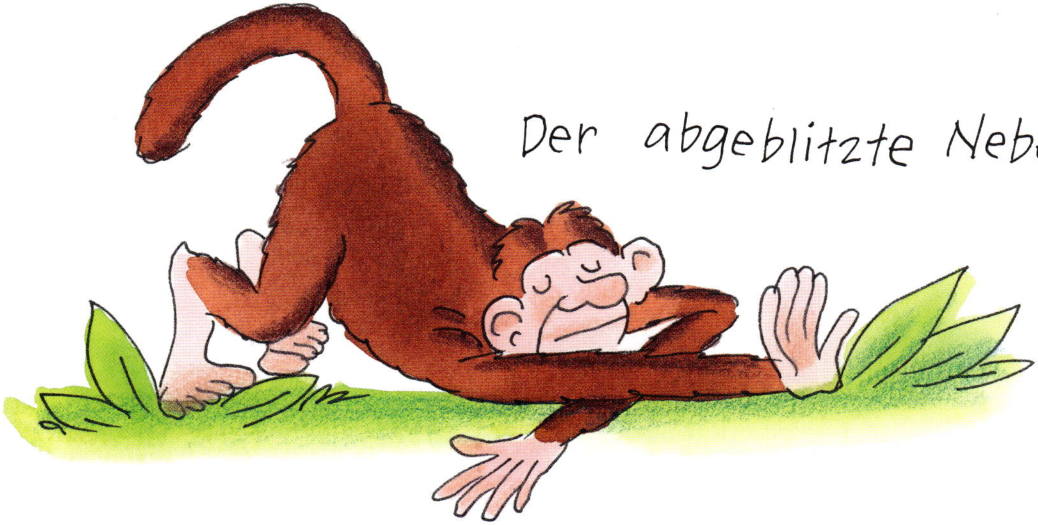

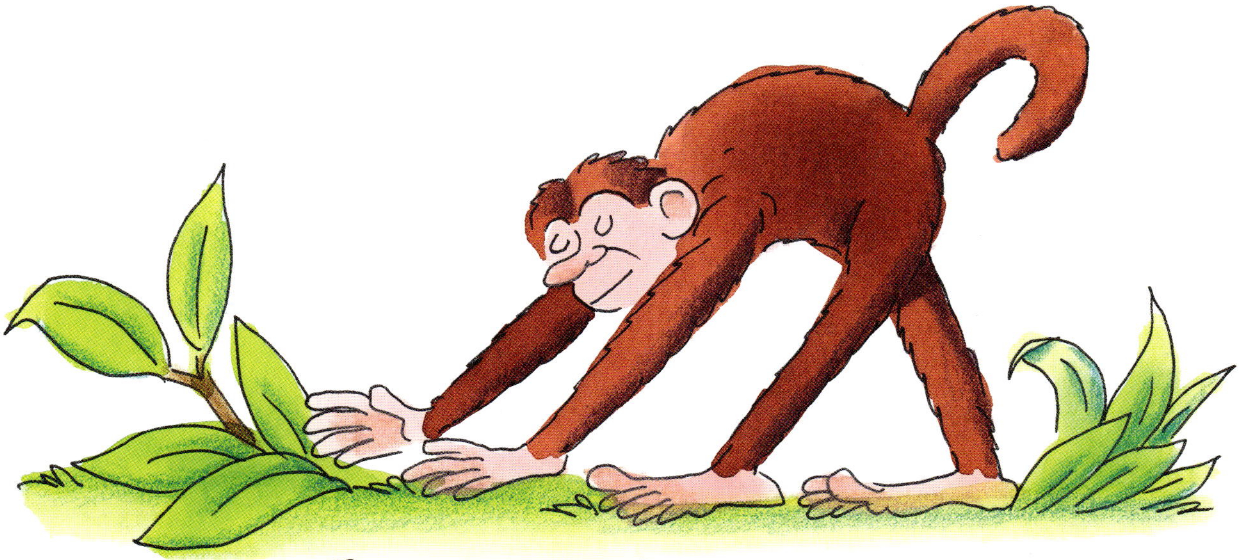

Der kurze One-Night-Stand

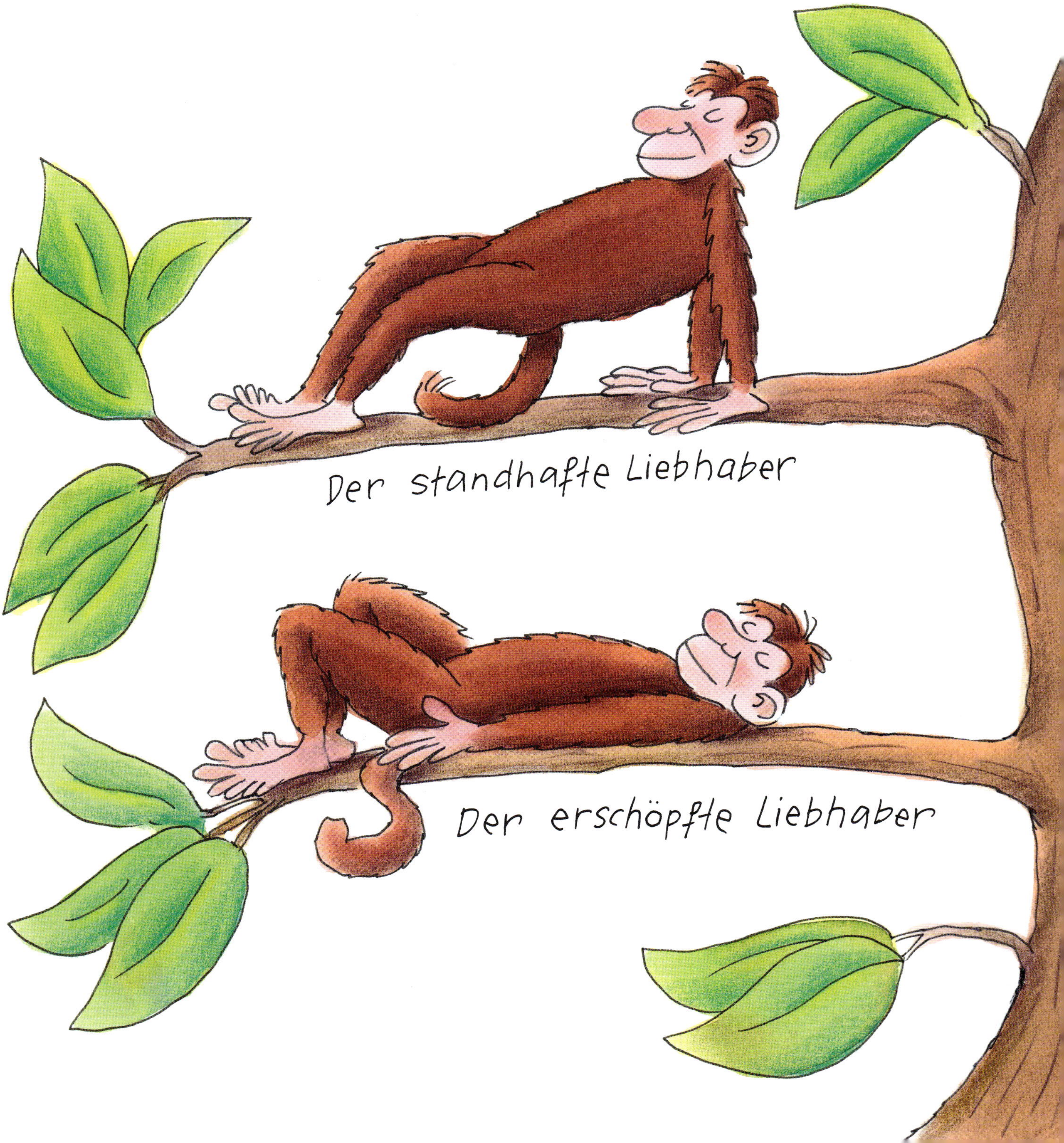
Der standhafte Liebhaber
Der erschöpfte Liebhaber

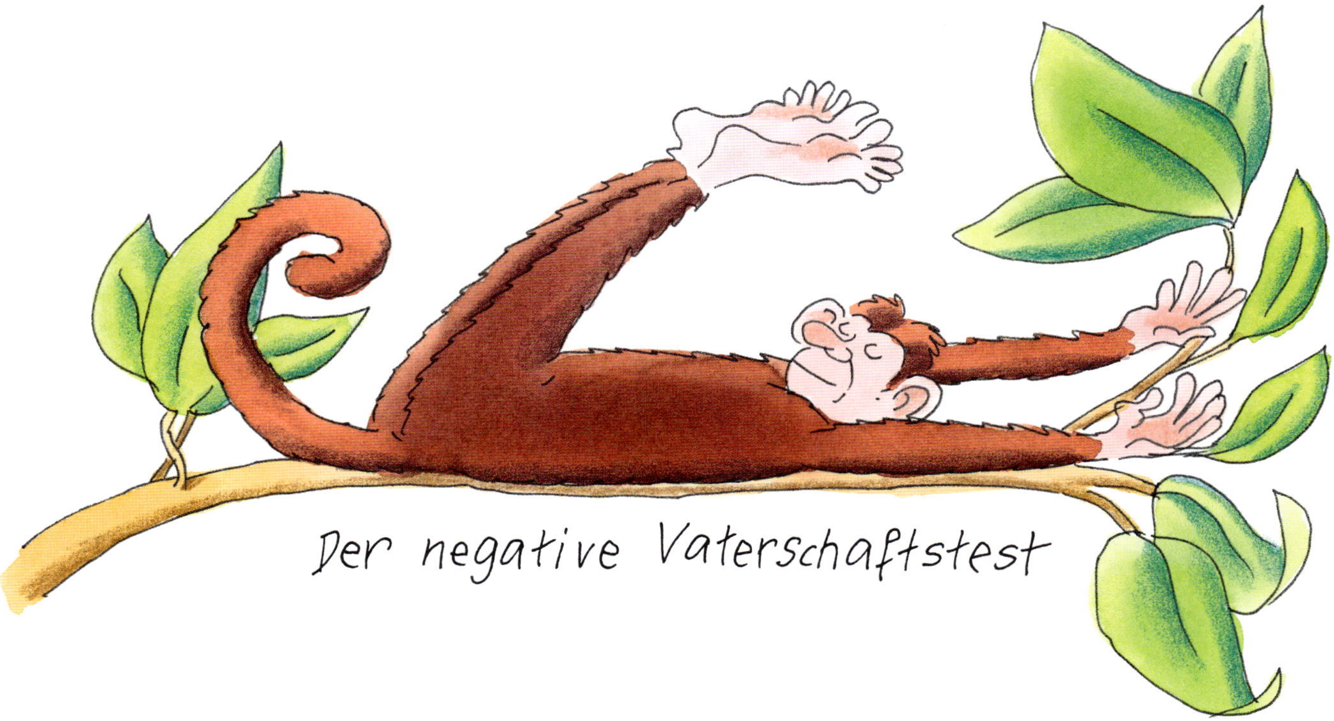

Der negative Vaterschaftstest

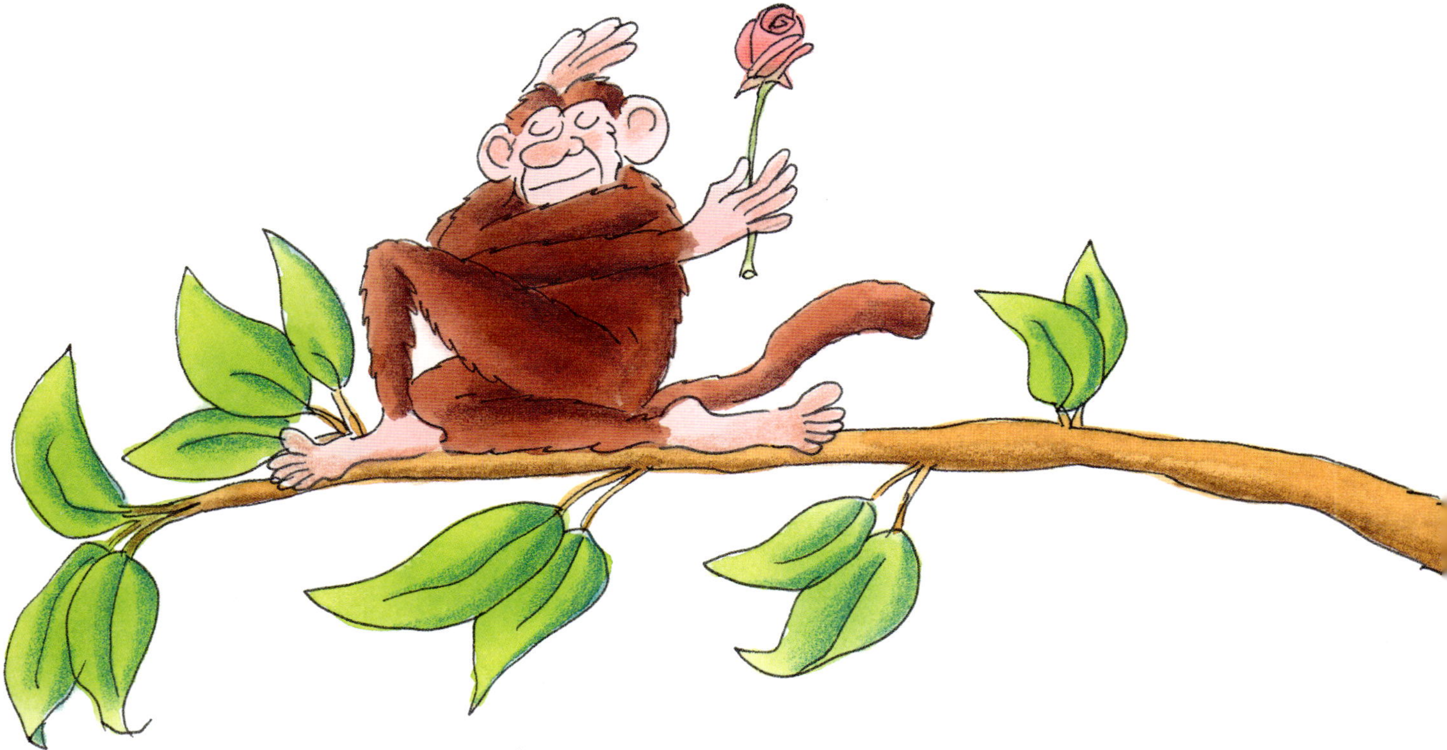

An die Traumfrau denken

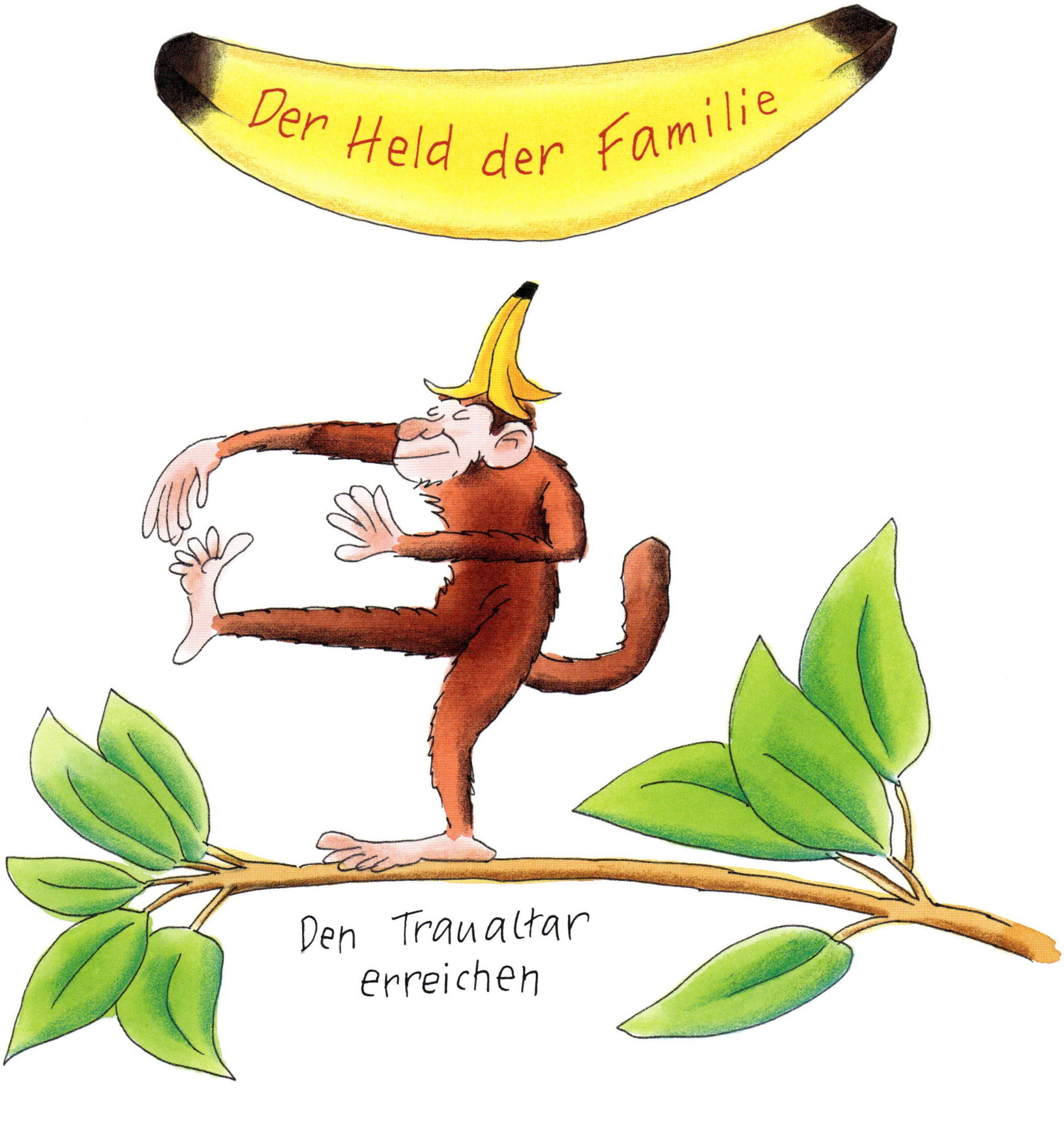
Der Held der Familie
Den Traualtar erreichen

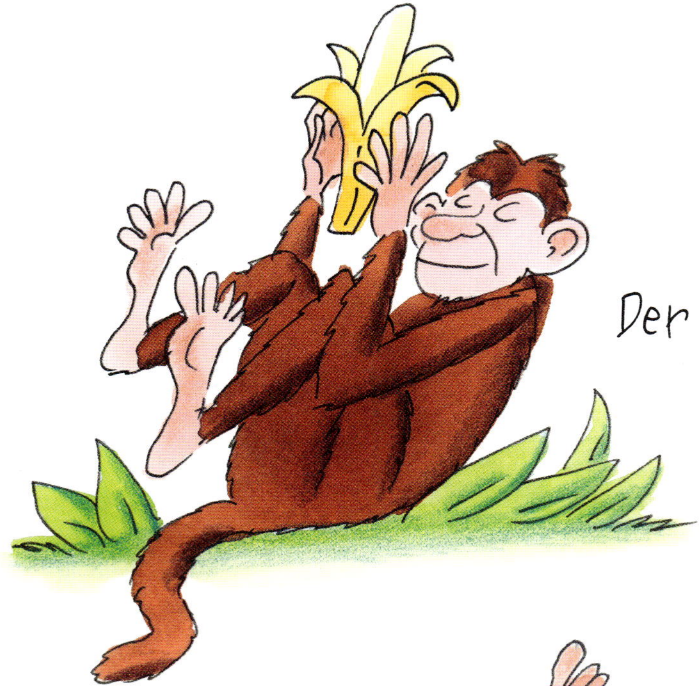

Der kleine Brautstrauß

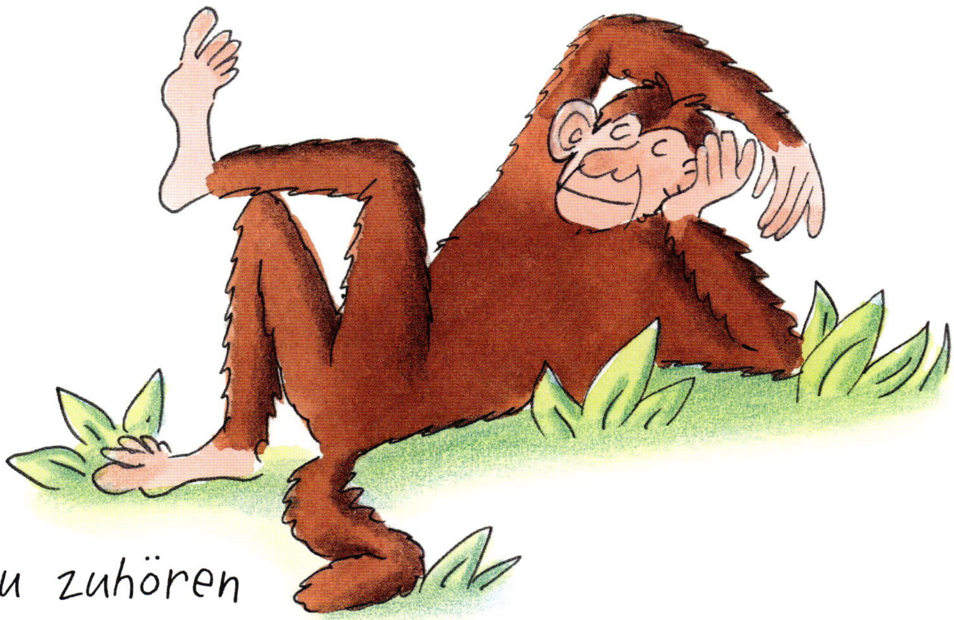

Der Frau zuhören

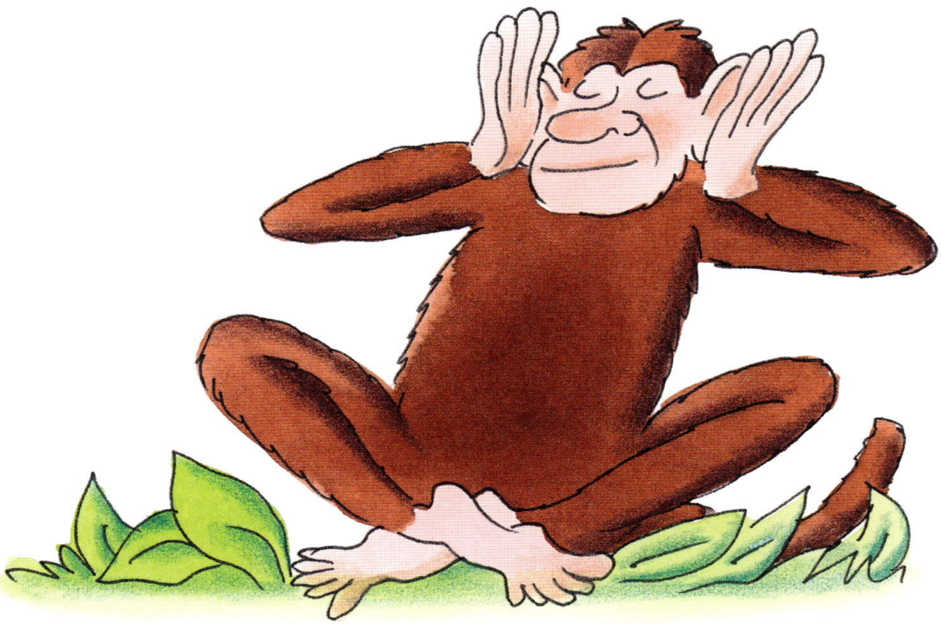

Den Ehekrach aussitzen

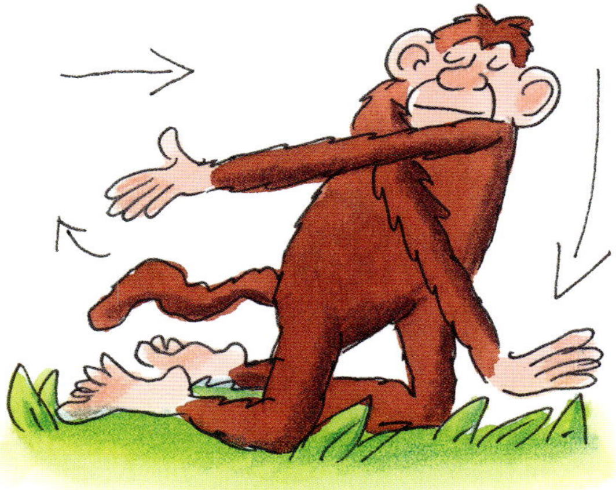

Wir beginnen mit dem "
„kaputten Rasenmäher ...

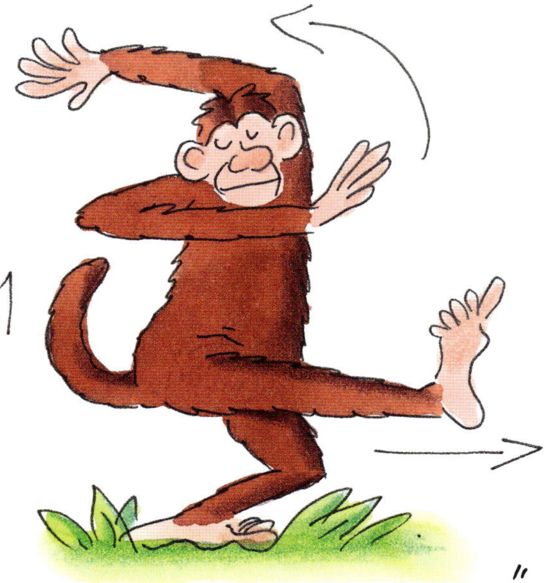

... „waschen den Wagen" ...

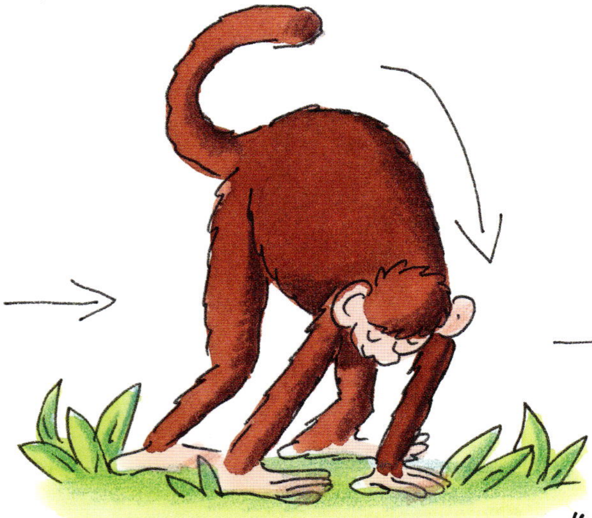

... „räumen den Keller auf" ...

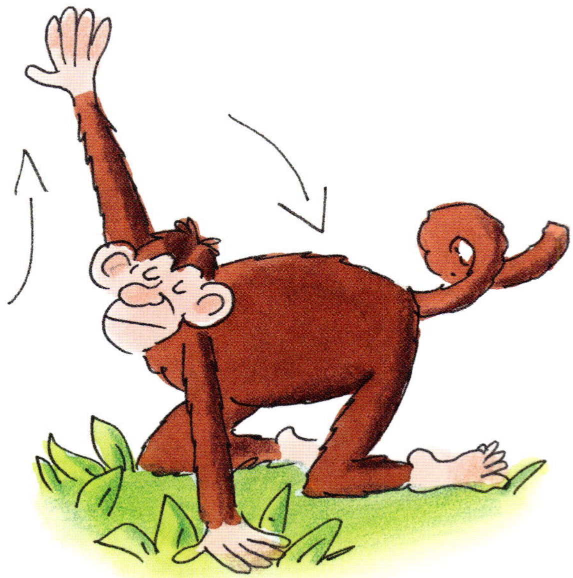

... und „reparieren das Abflussrohr".

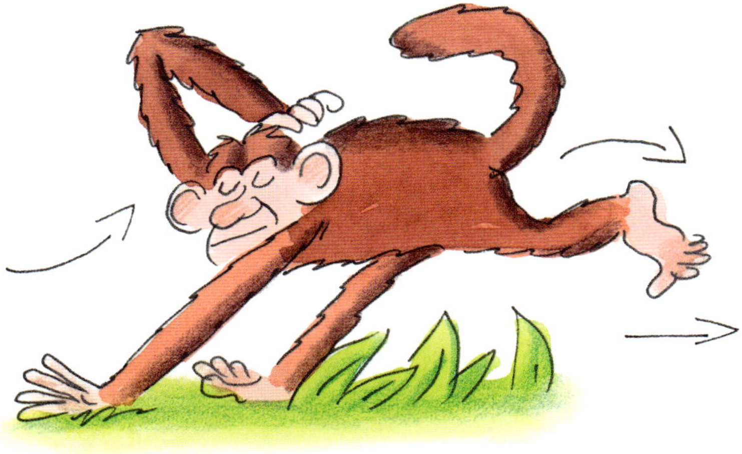

Aus dem „verlorenen Autoschlüssel“...

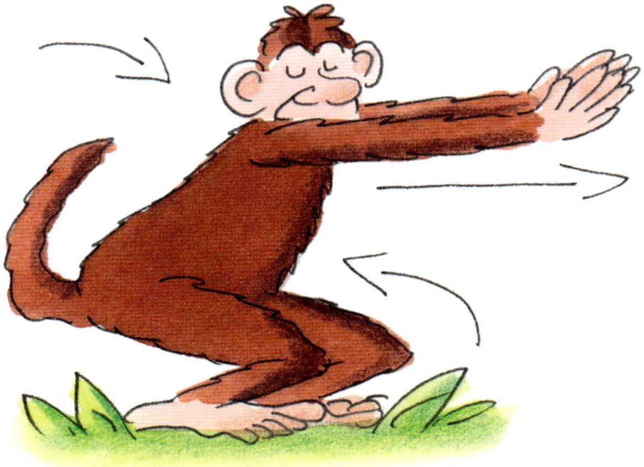

... strecken wir uns dann in den „vollen Einkaufswagen“...

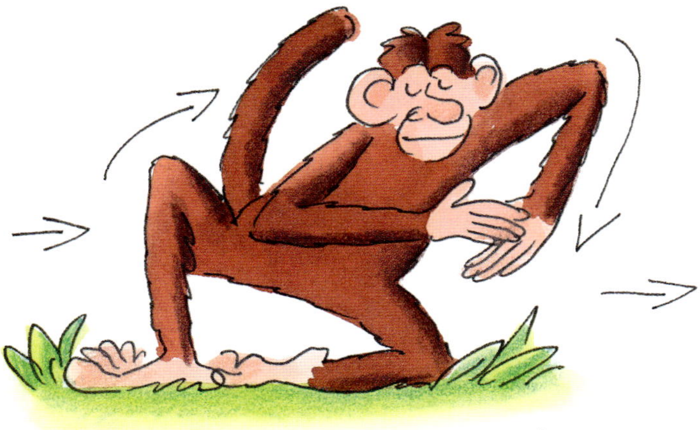

... „entzünden den Grill“...

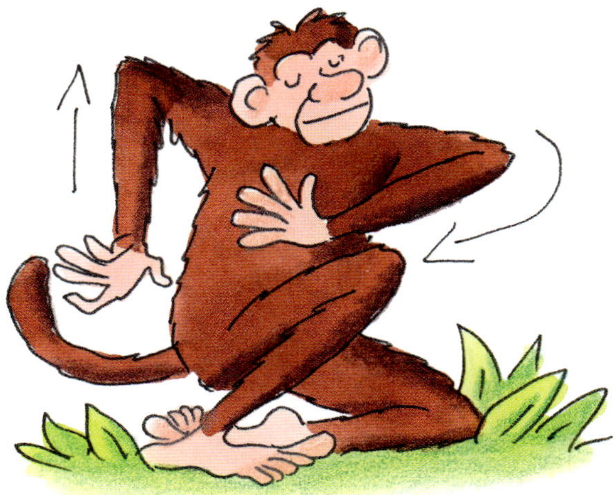

... und „flirten mit der Nachbarin“.

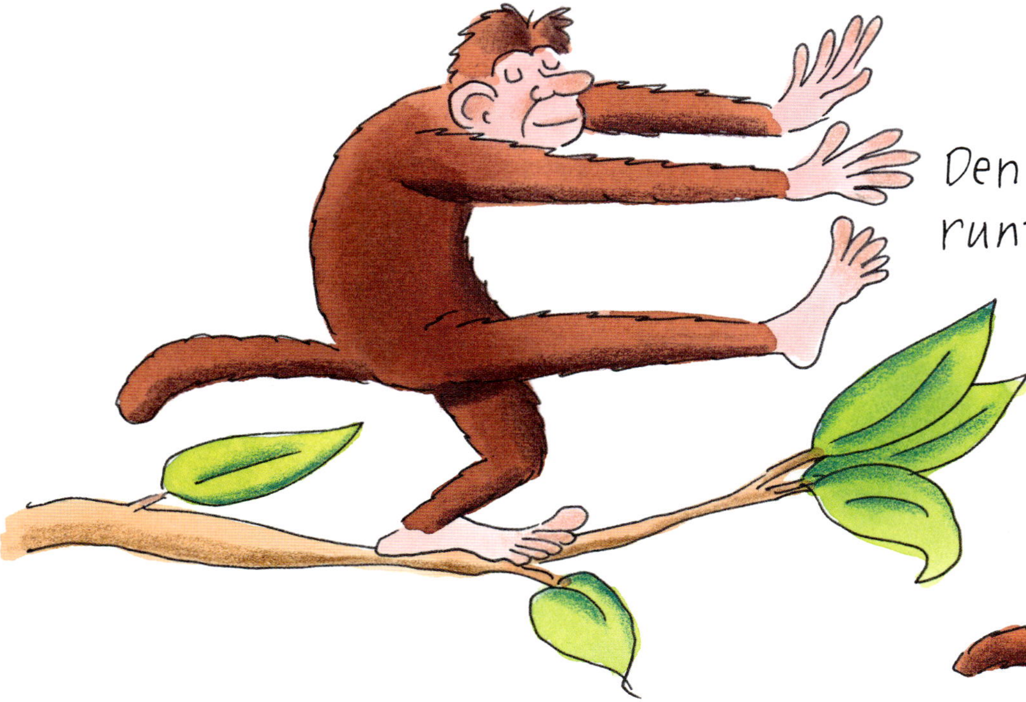

Den Müll runtertragen

Die Küche aufräumen

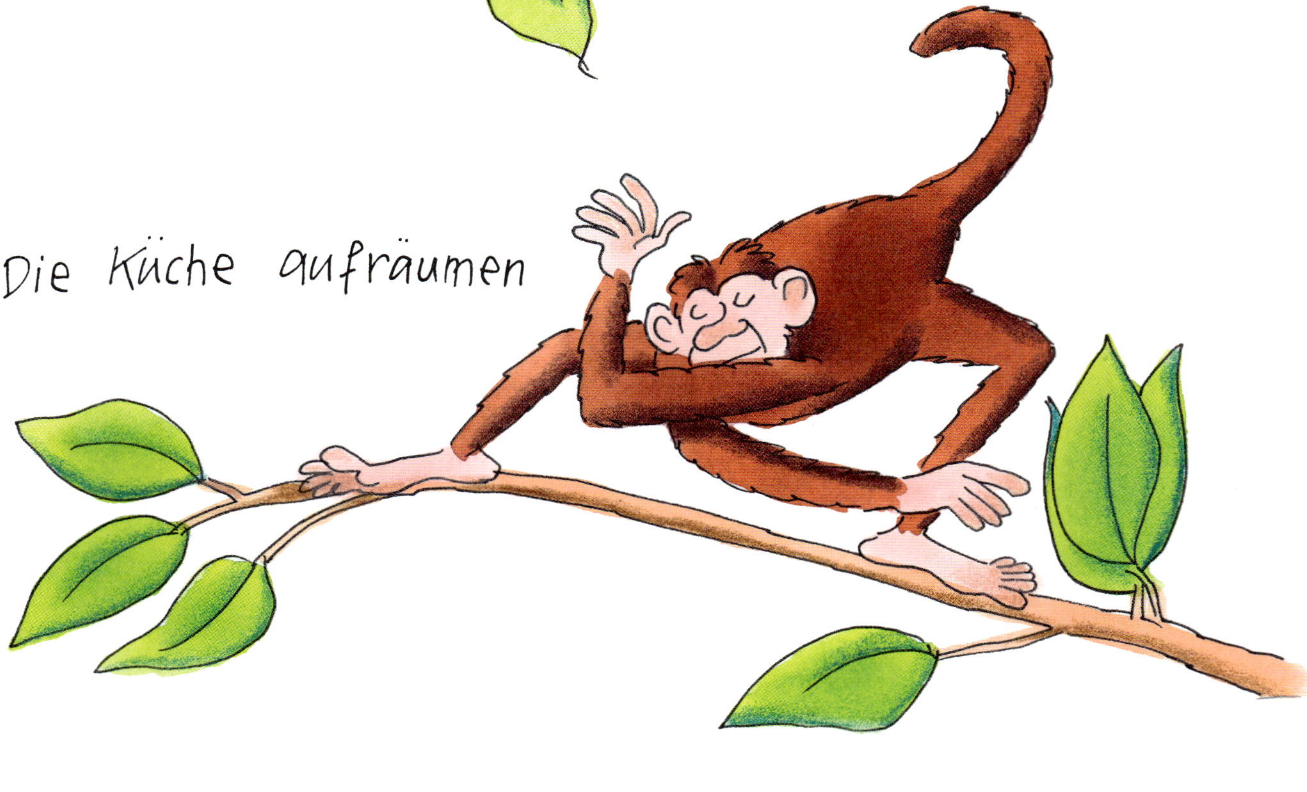

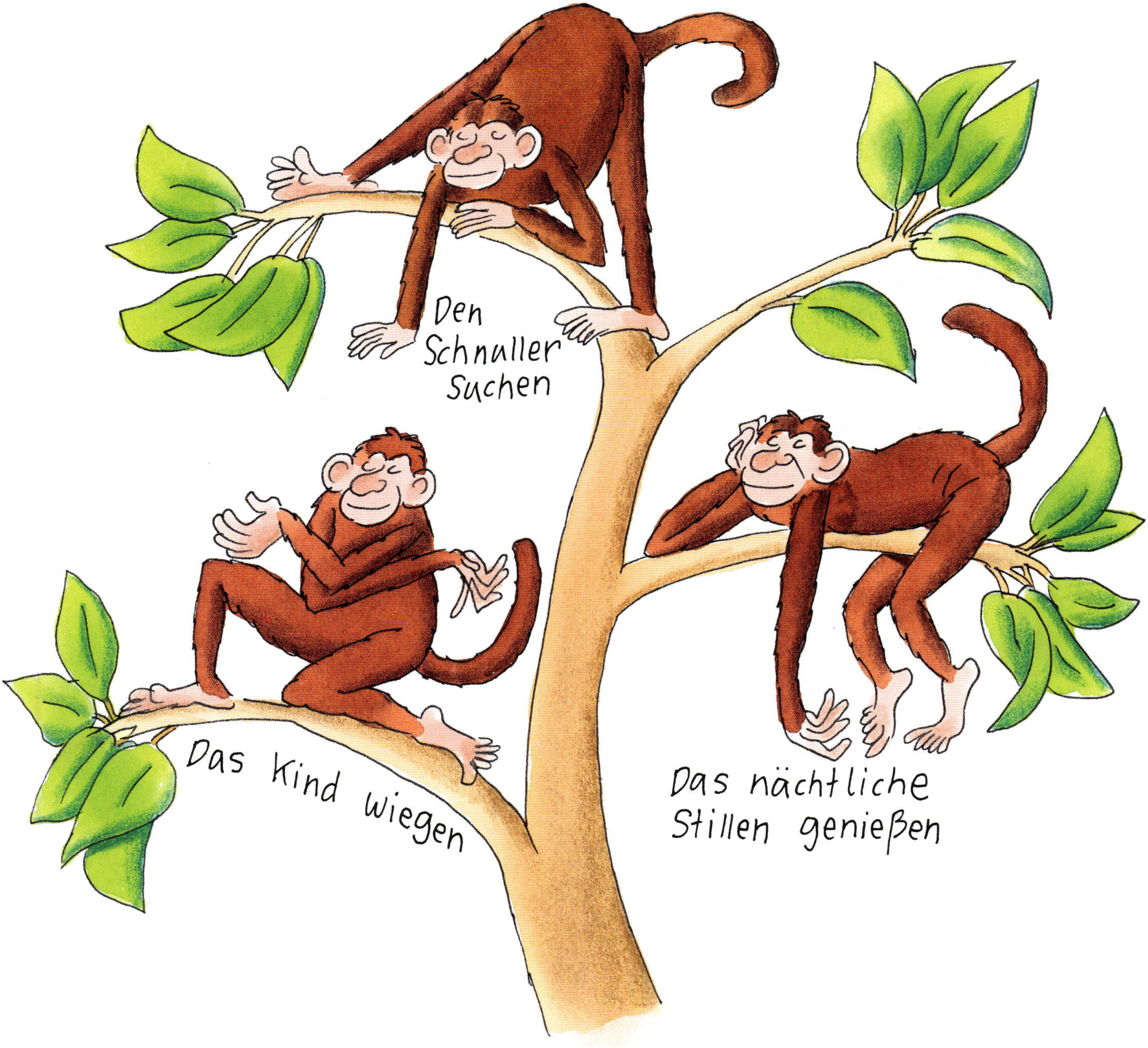

Den Schnuller suchen
Das Kind wiegen
Das nächtliche Stillen genießen

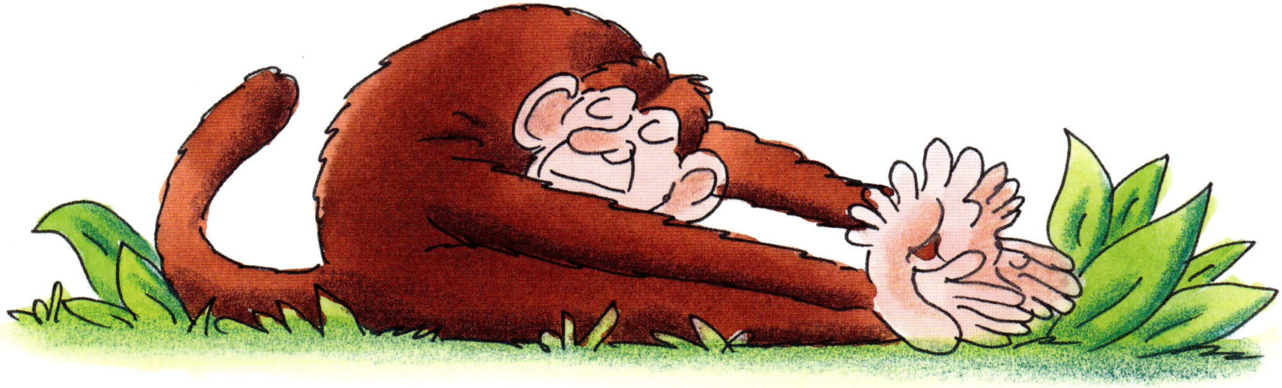

Der unausgeschlafene Vater

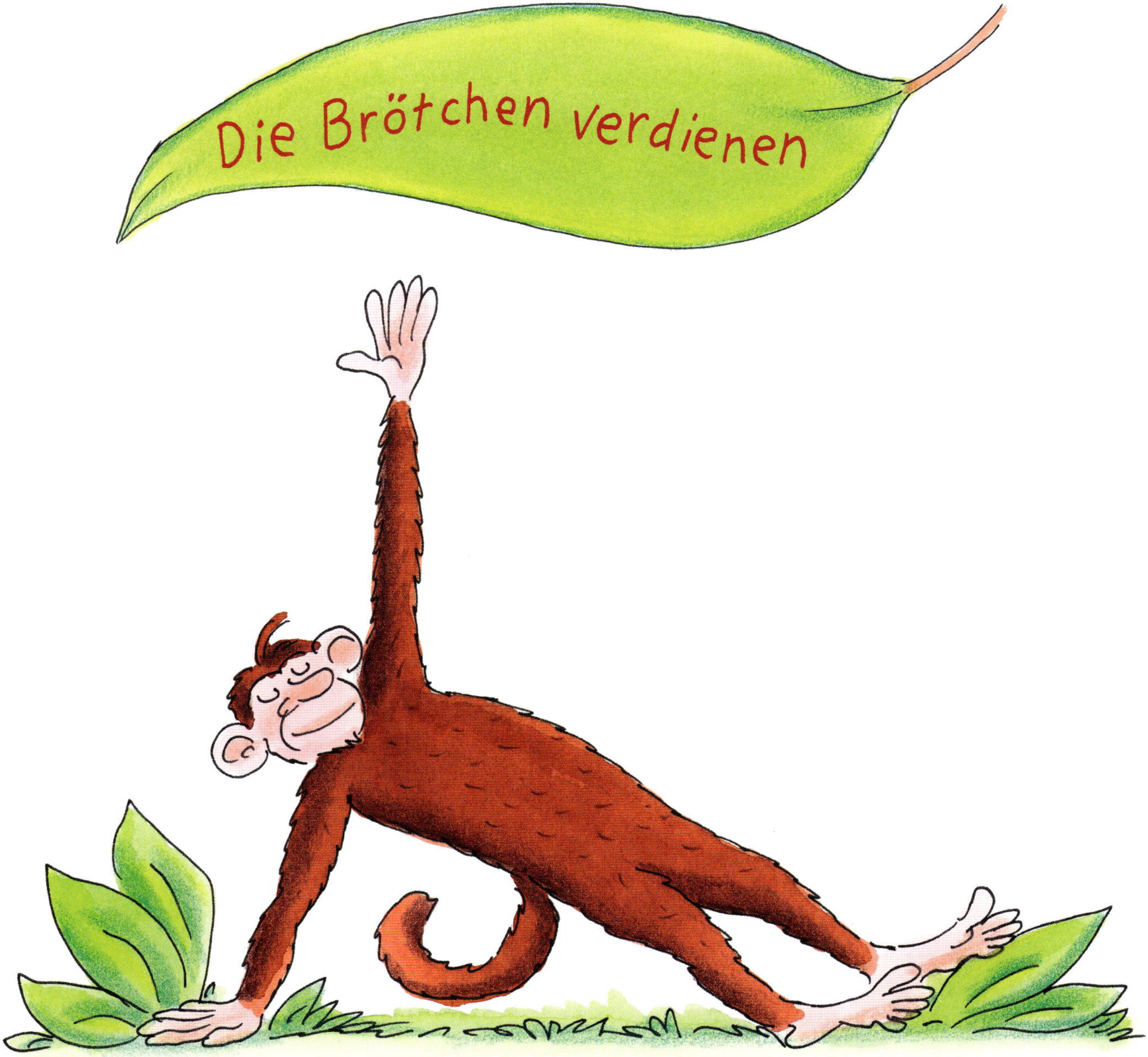

Den Chef preisen

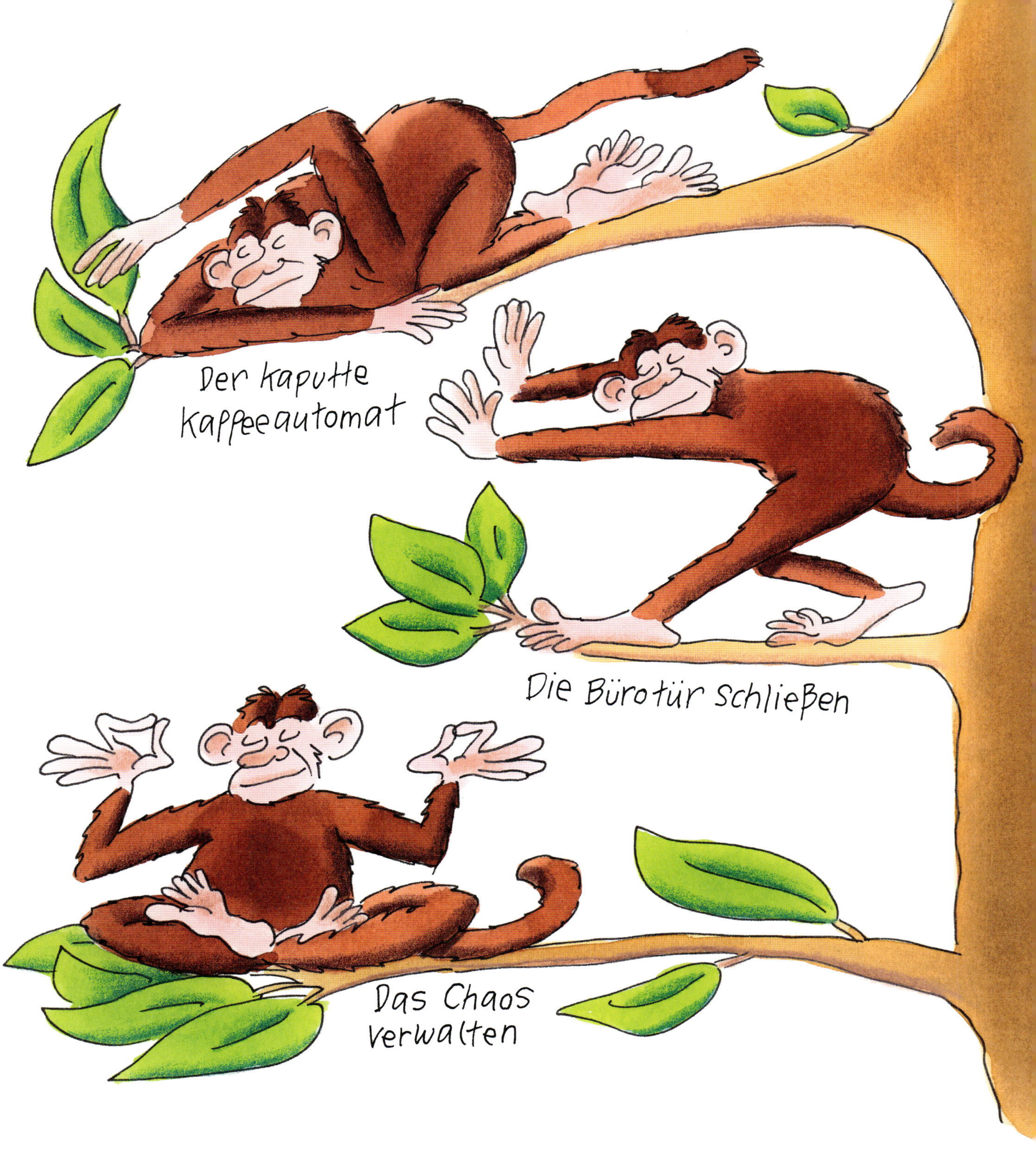
Der kaputte Kaffeeautomat
Die Bürotür schließen
Das Chaos verwalten

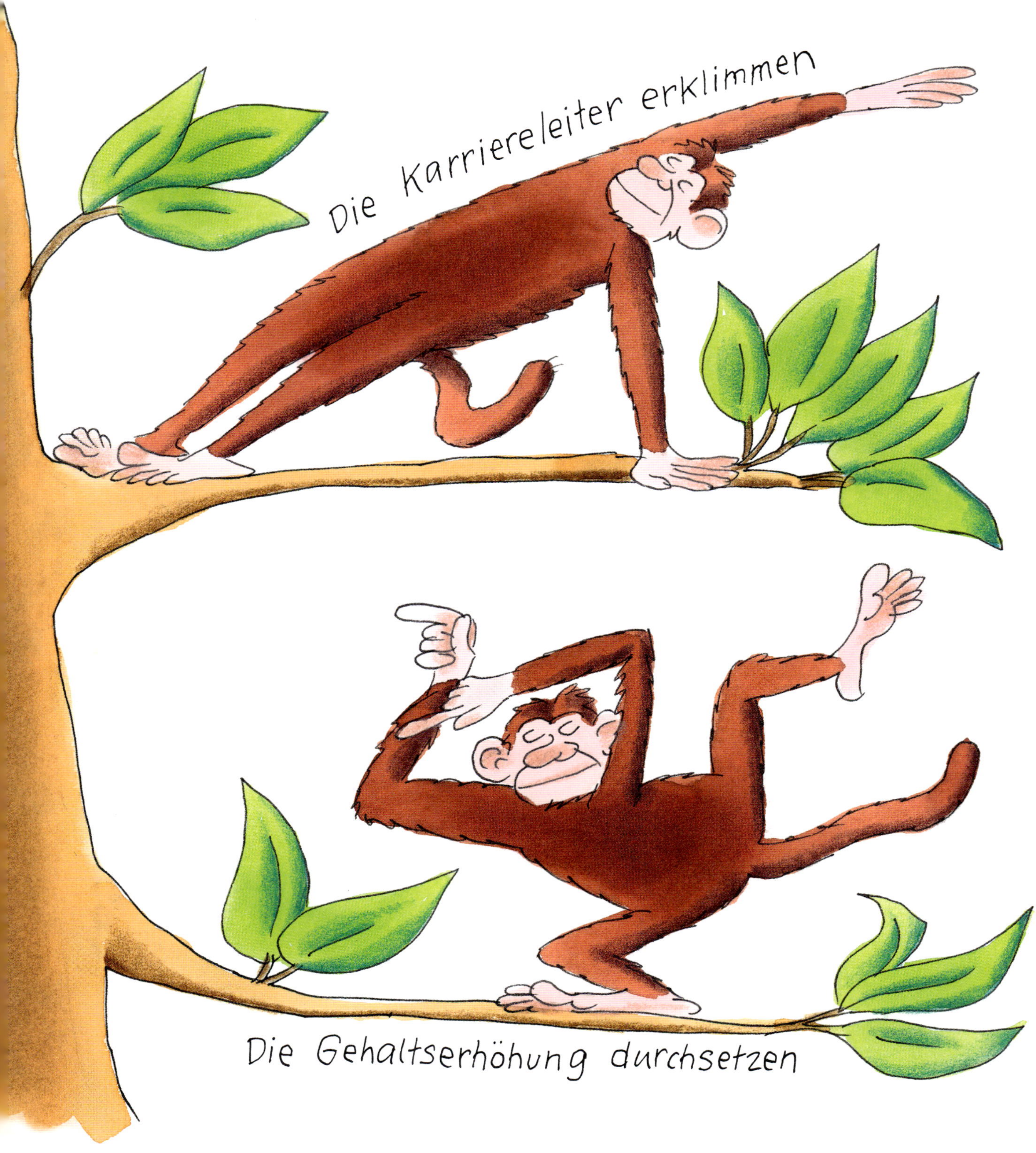
Die Karriereleiter erklimmen
Die Gehaltserhöhung durchsetzen

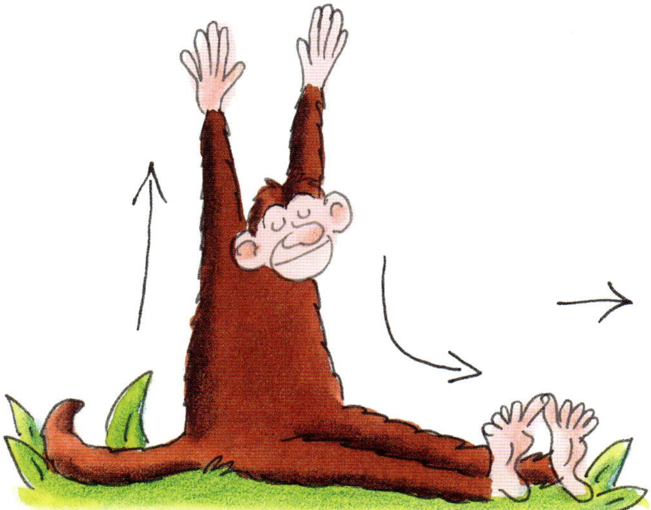

Wir „öffnen den Laptop“ …

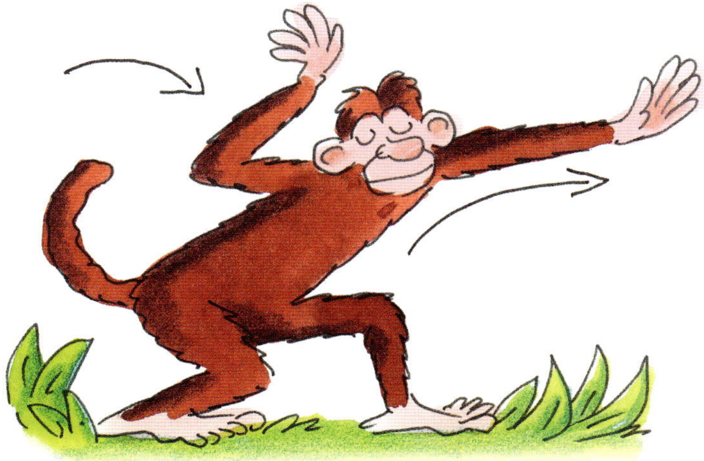

… „Surfen durchs Internet“ …

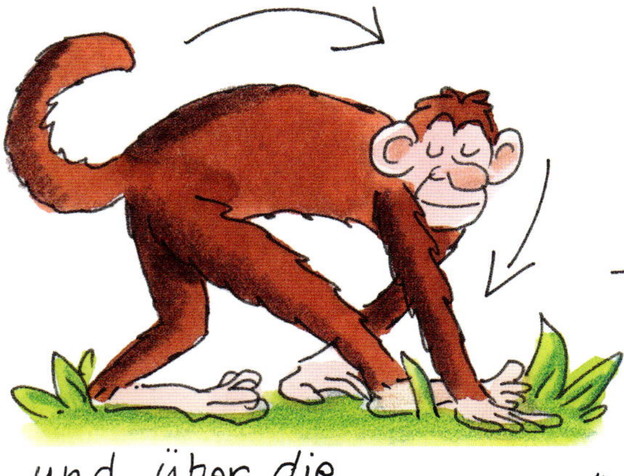

… und über die „verlängerte Mittagspause“ …

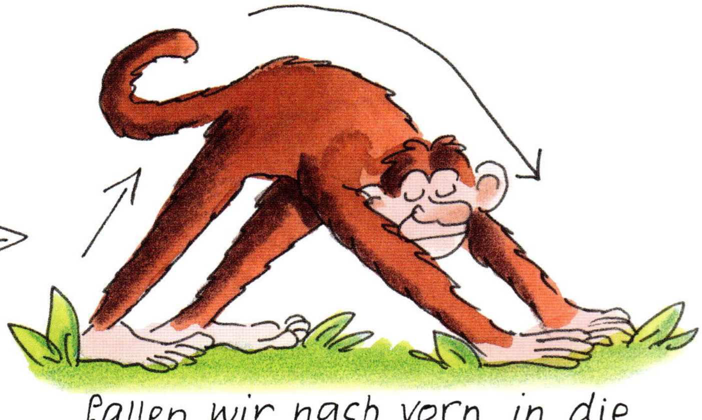

… fallen wir nach vorn in die „geknickte Karriereleiter“.

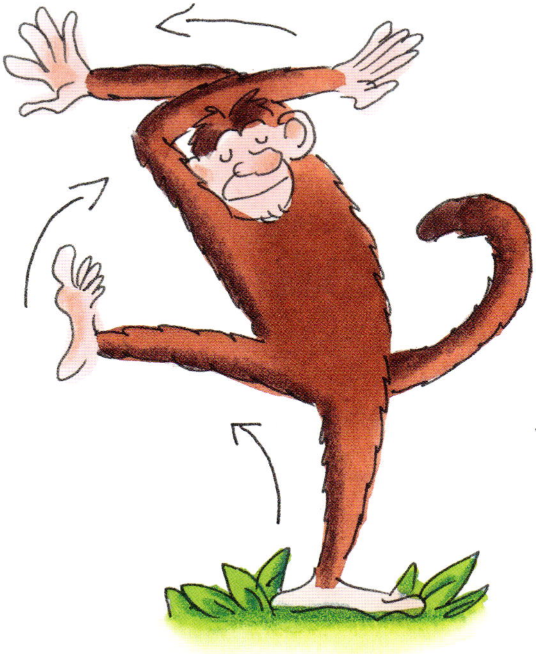

Aus der „großen Büroklammer"...

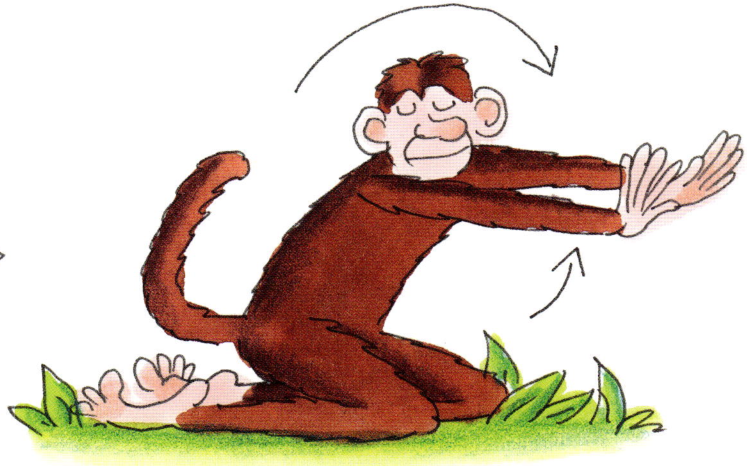

... und dem „ahnungslosen Büroleiter"...

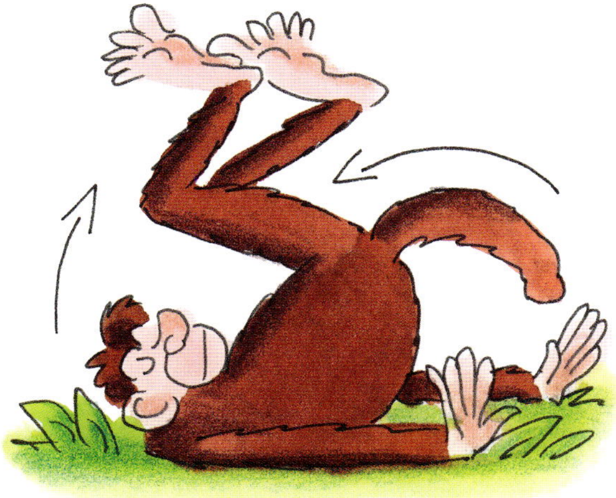

... „verschieben wir den Termin"...

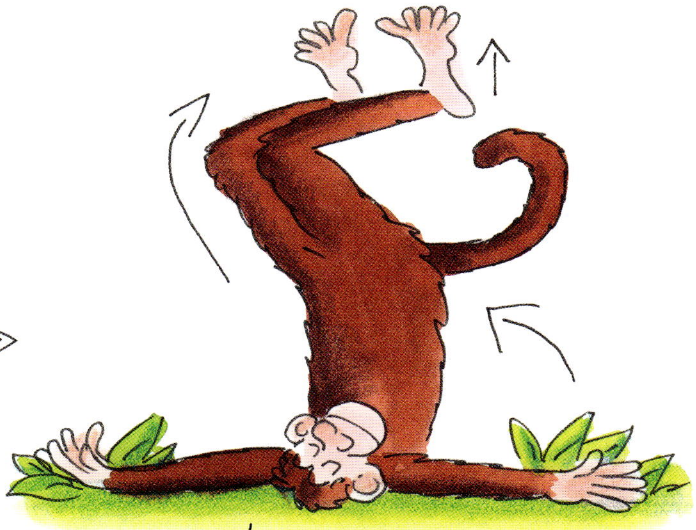

... und „erwarten den Feierabend".

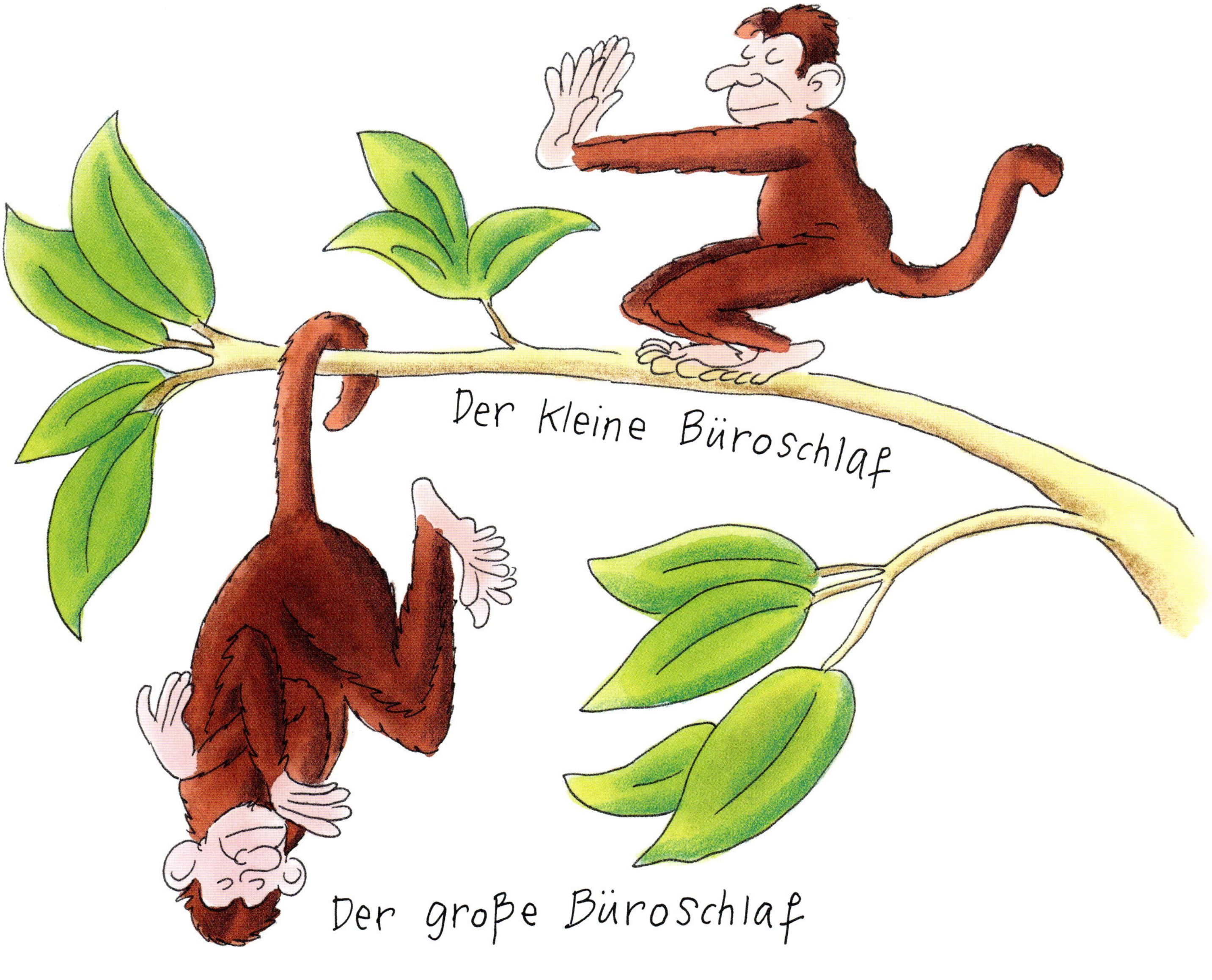
Der kleine Büroschlaf
Der große Büroschlaf

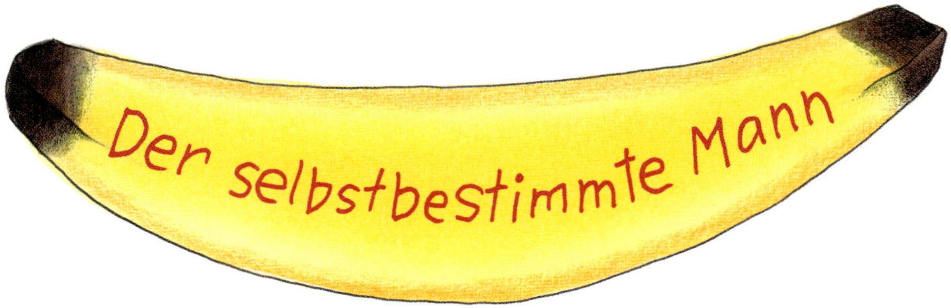

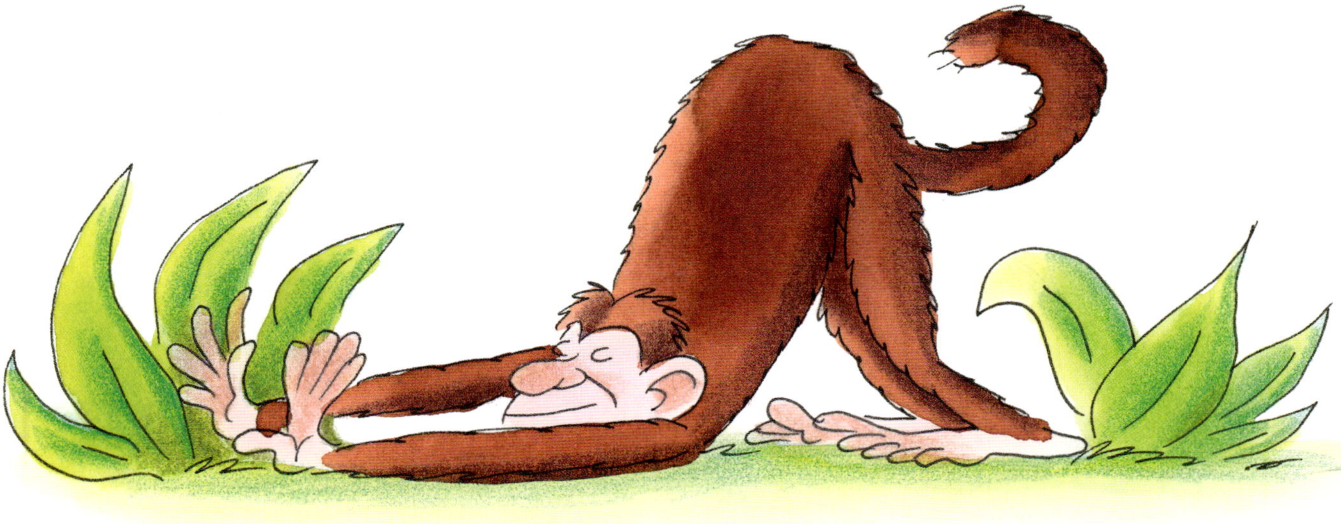

Der leergelaufene Akkuschrauber

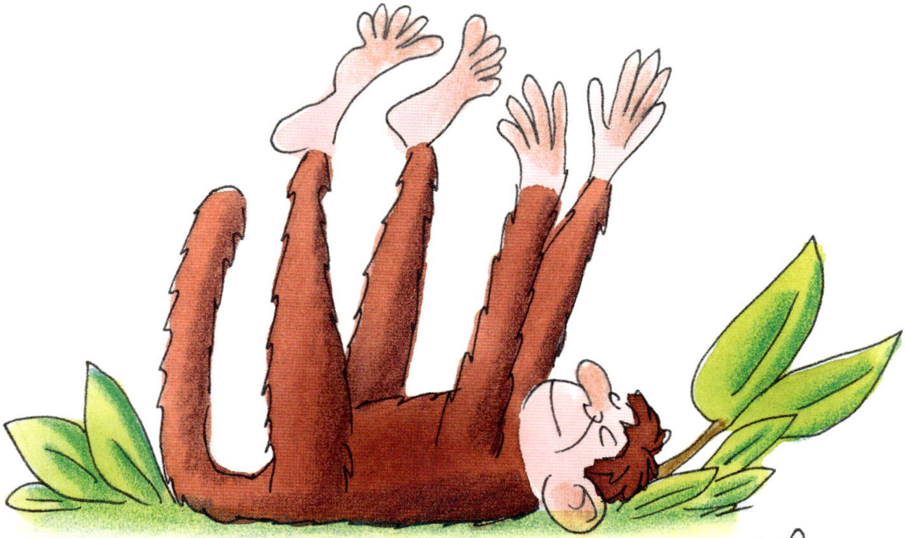

Der volle Bierkasten

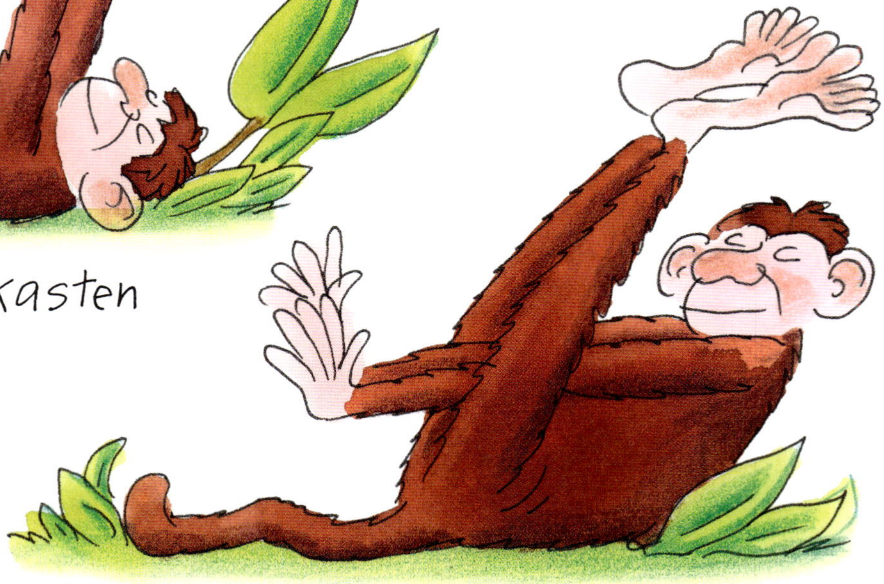

Der halbleere Bierkasten

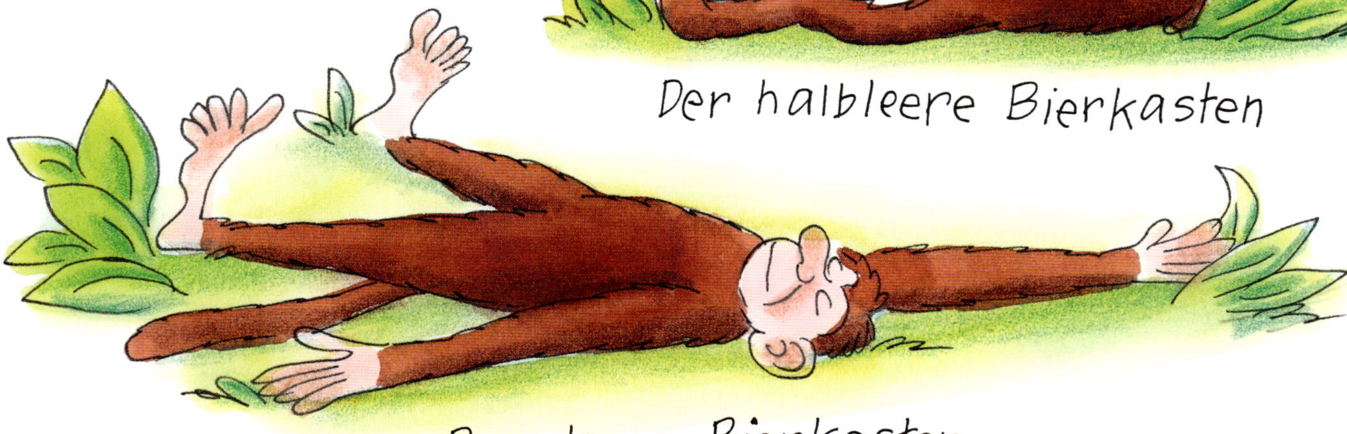

Der leere Bierkasten

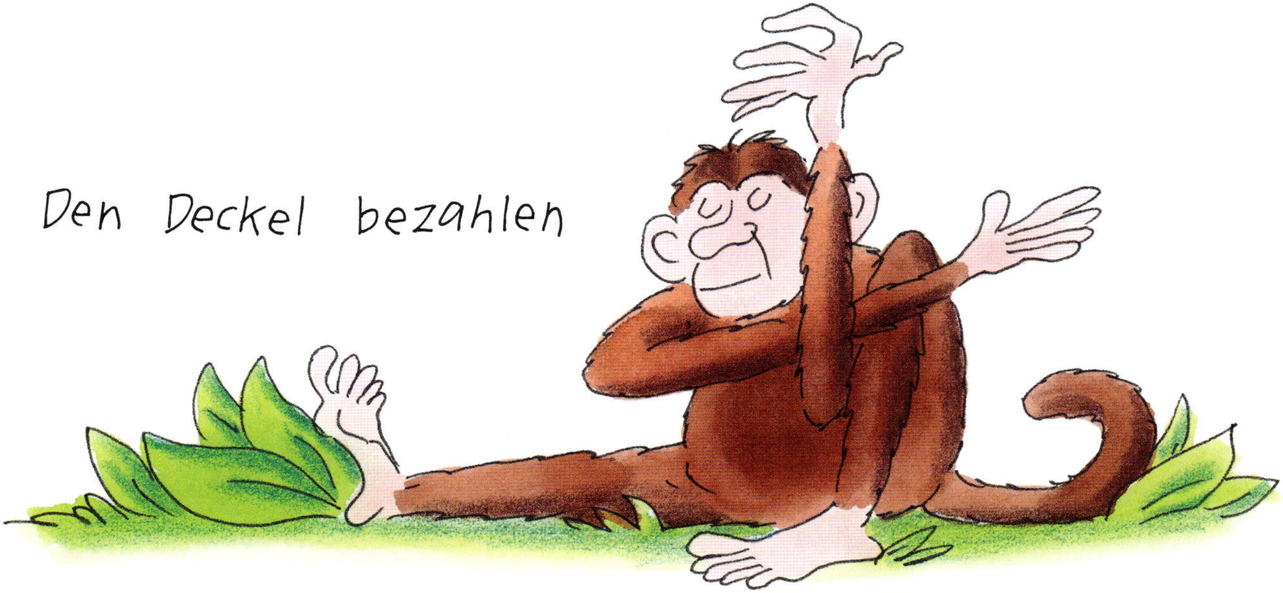

Den Deckel bezahlen

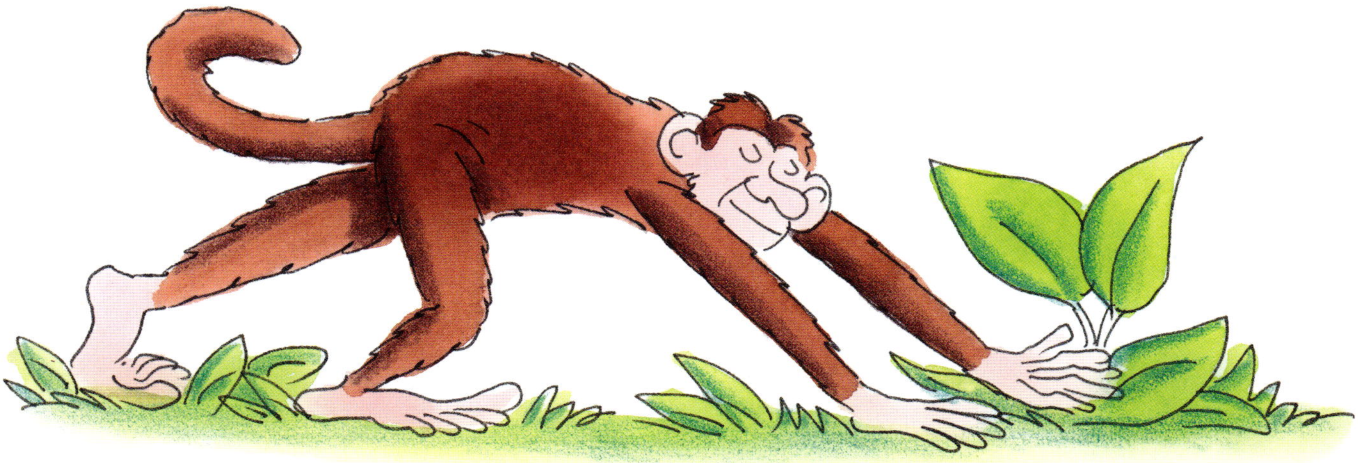

Der letzte Barbesucher

Die Autoschlüssel suchen

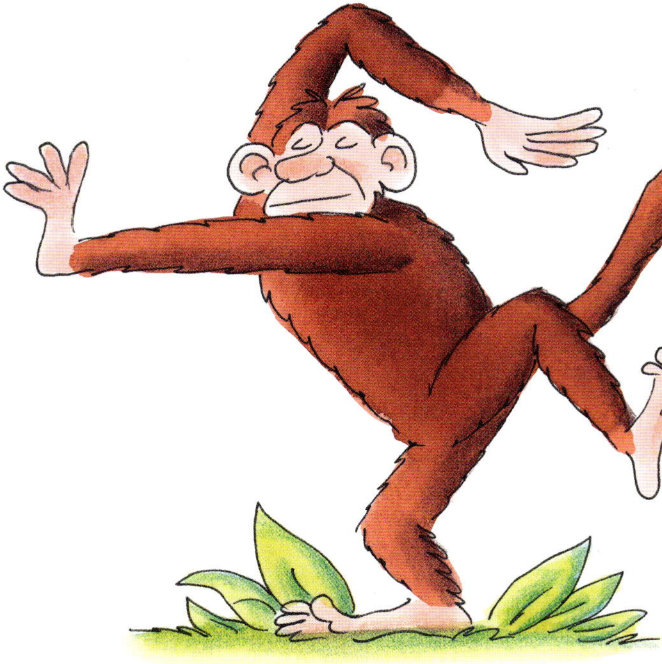

Den Sportwagen
besteigen

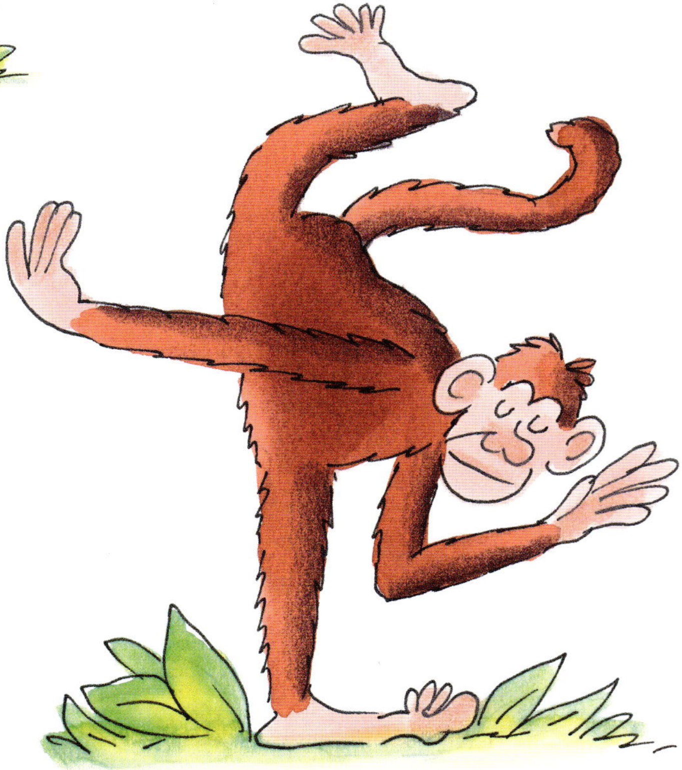

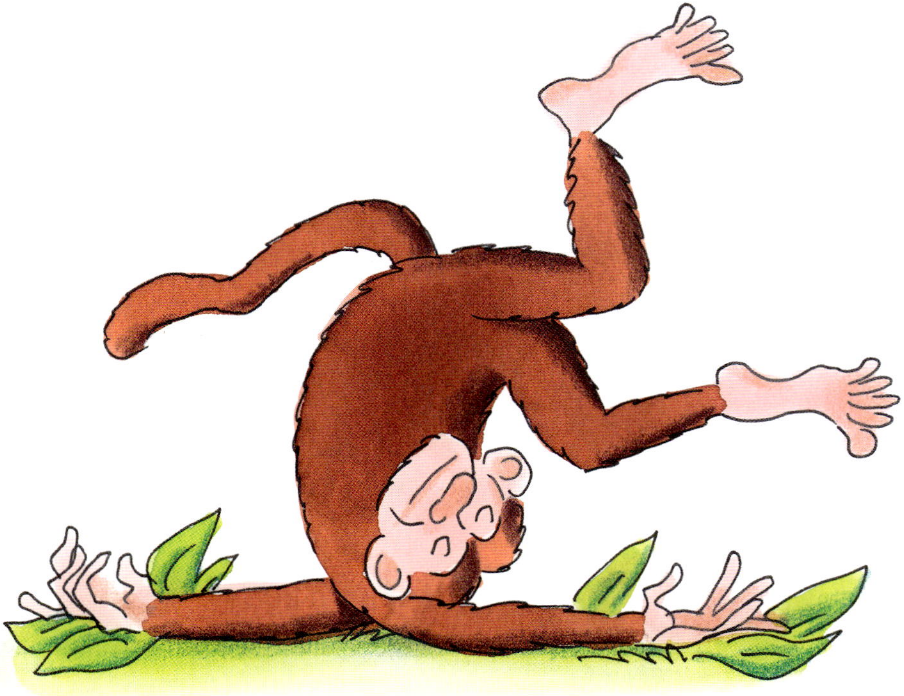

Die Skatkarten mischen

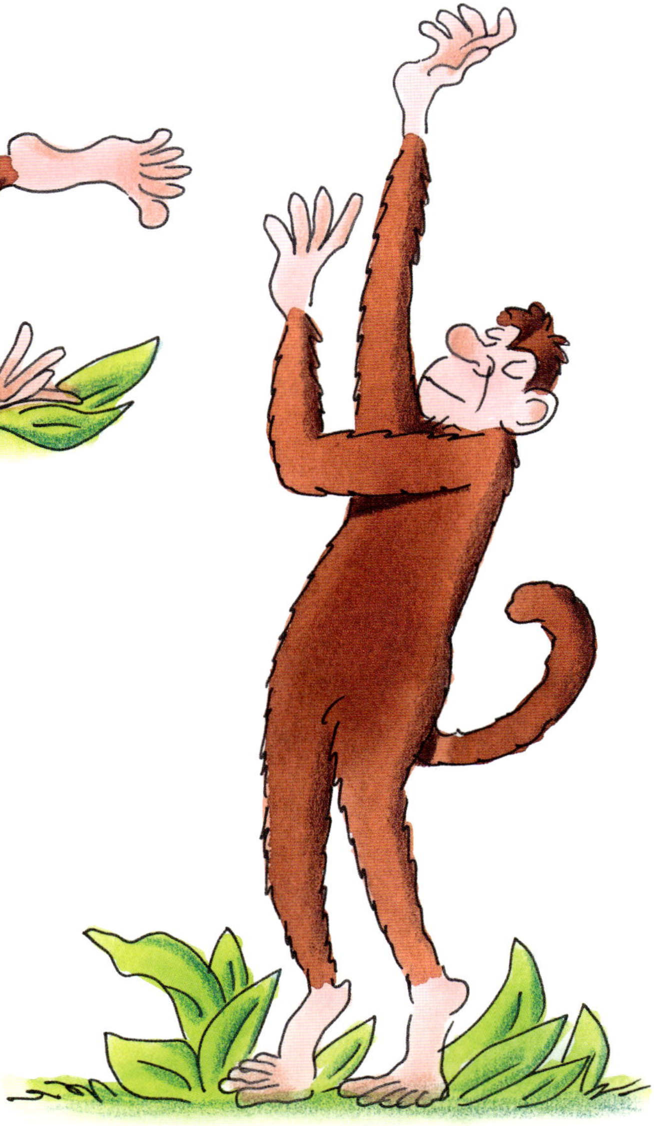

Die Felswand besiegen

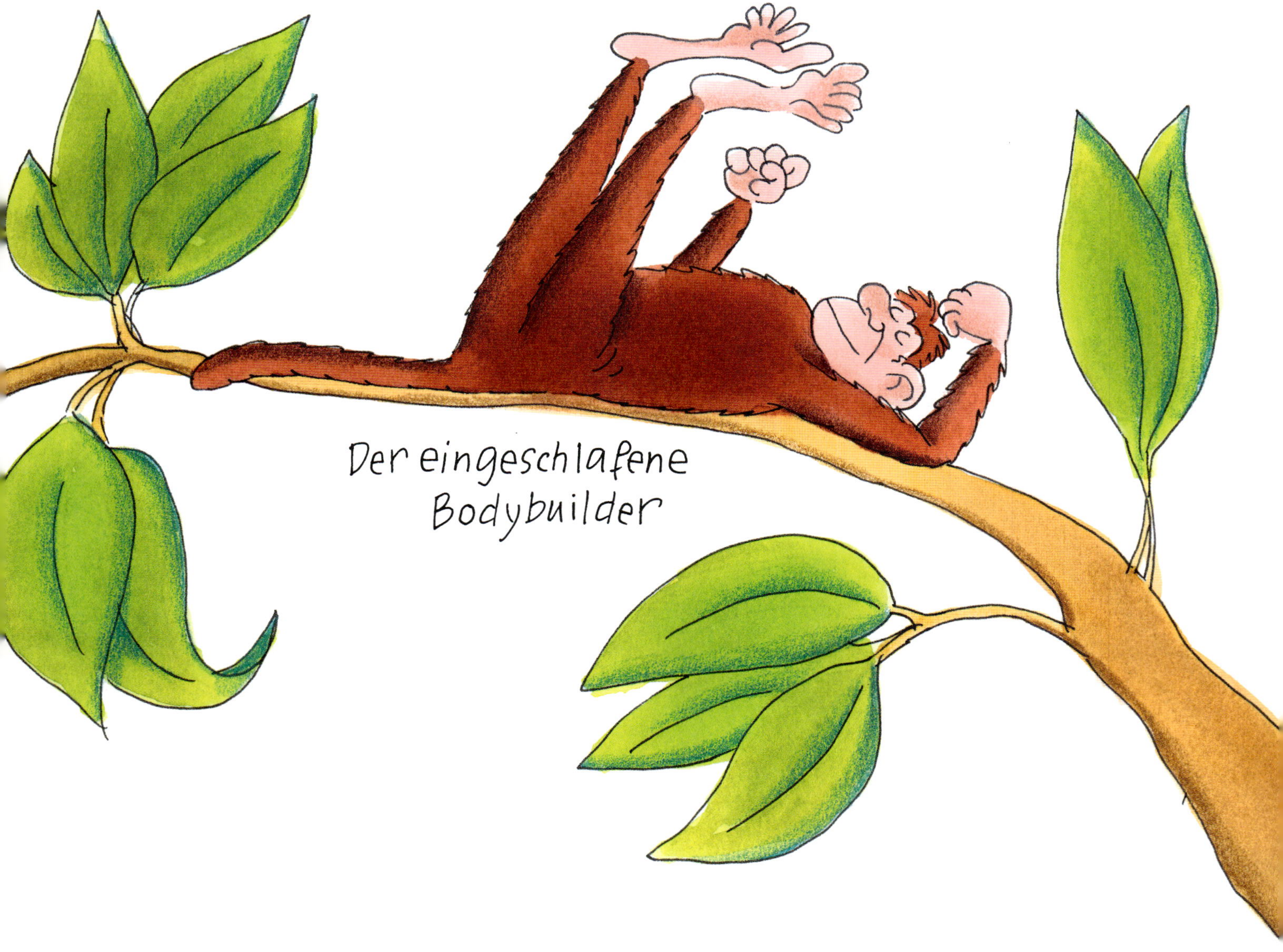

Der eingeschlafene Bodybuilder

Der jugendliche Senior

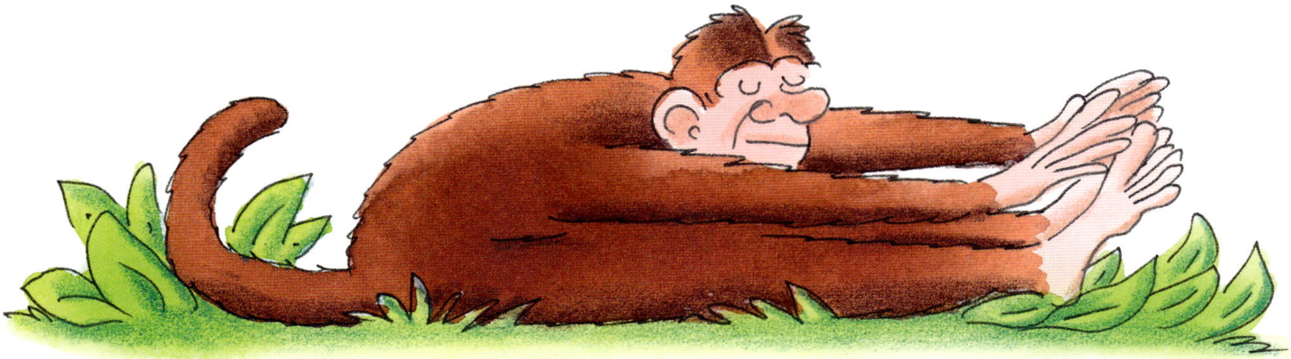

Das Alter annehmen

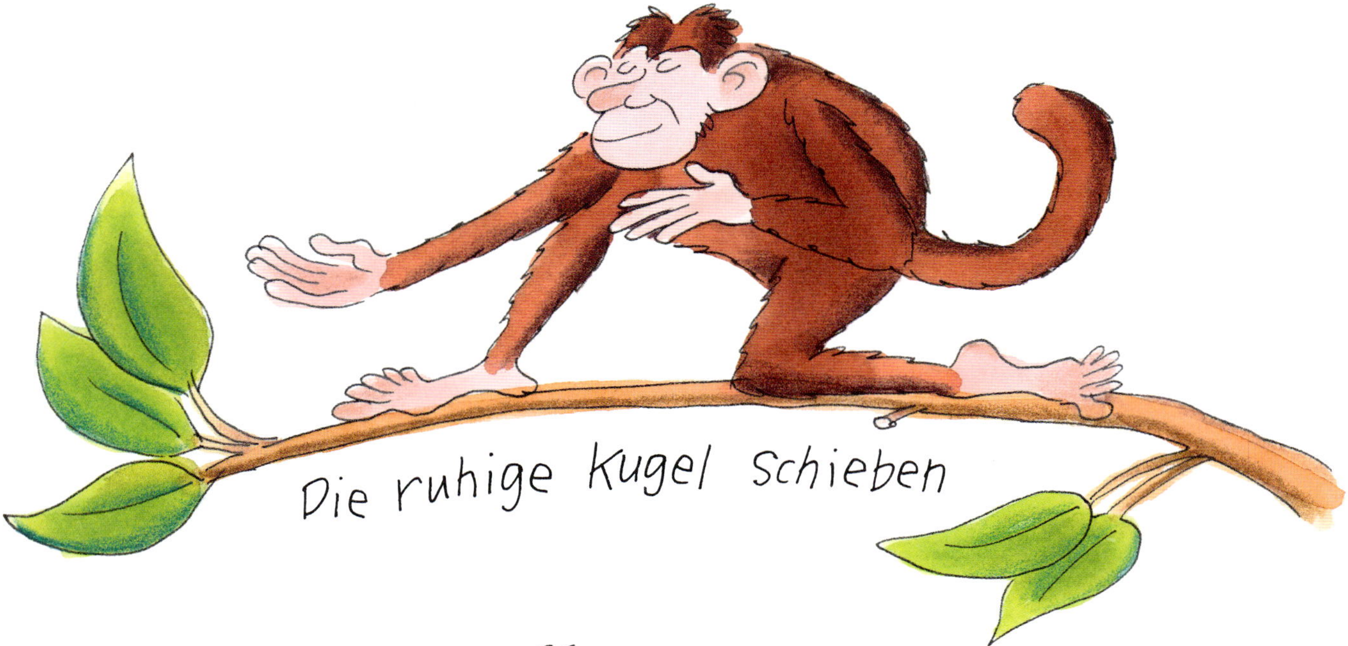

Die ruhige Kugel schieben

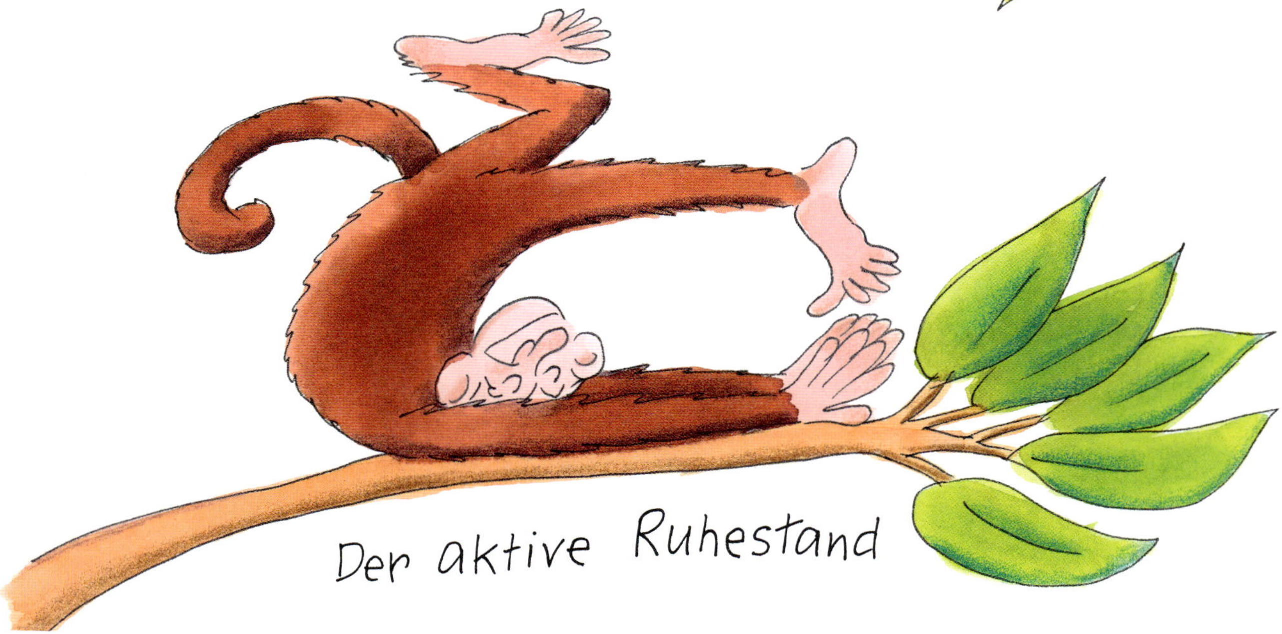

Der aktive Ruhestand

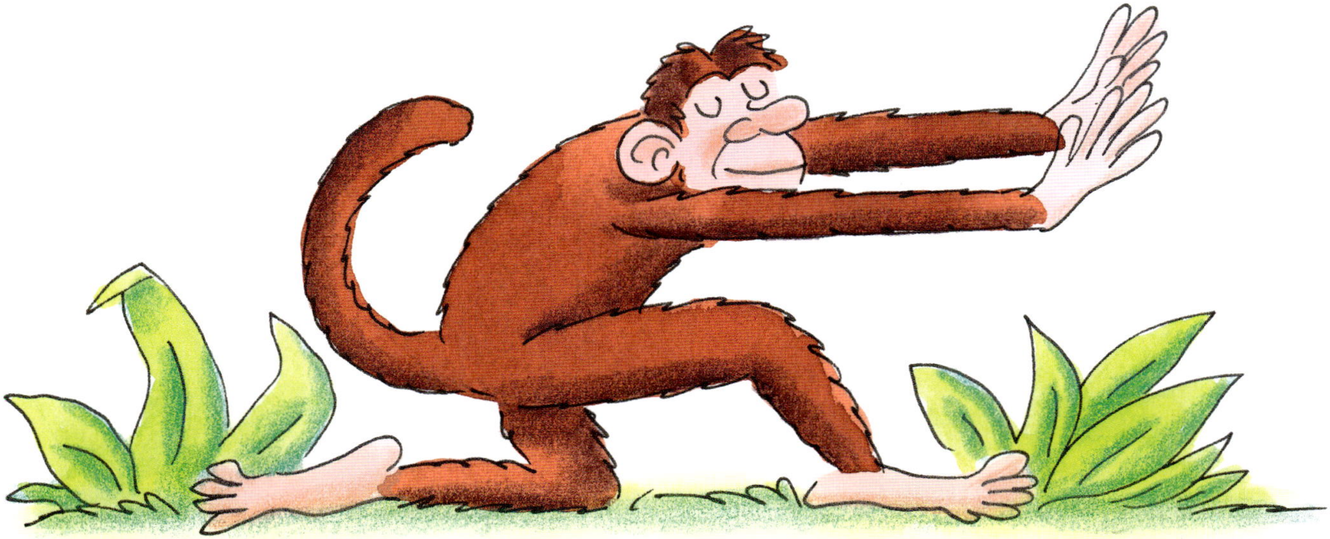

Den Seniorenteller ablehnen

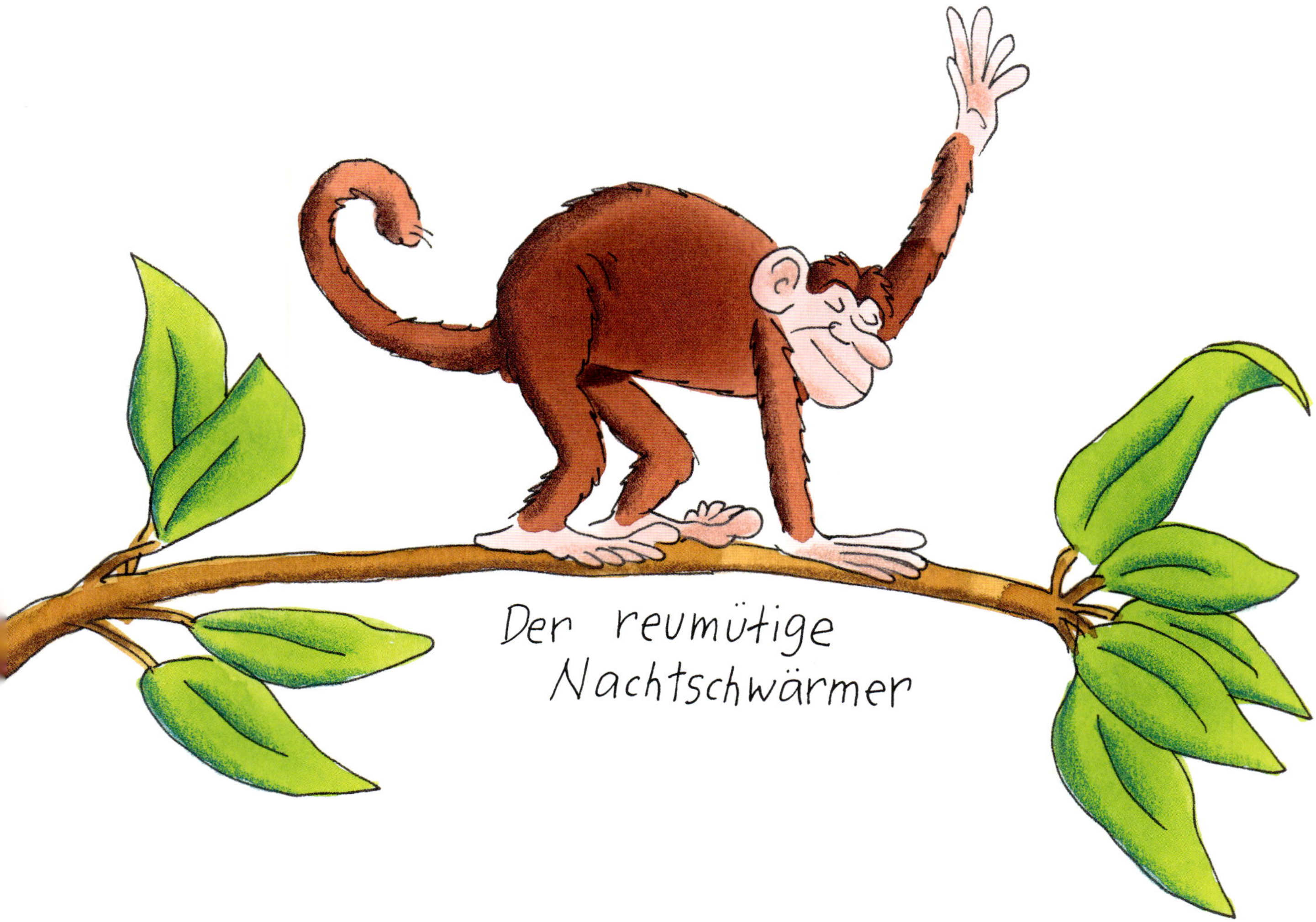
Der reumütige
Nachtschwärmer

Das graue Haar entdecken

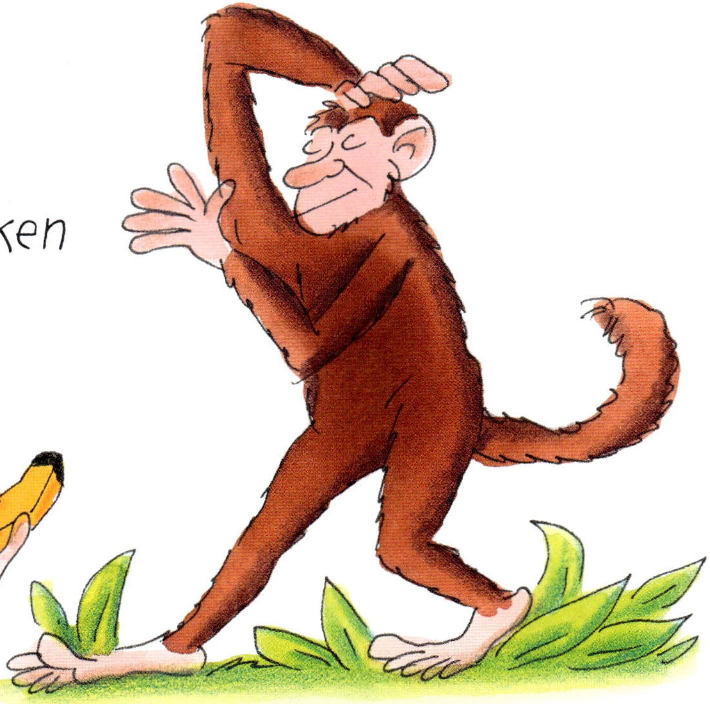

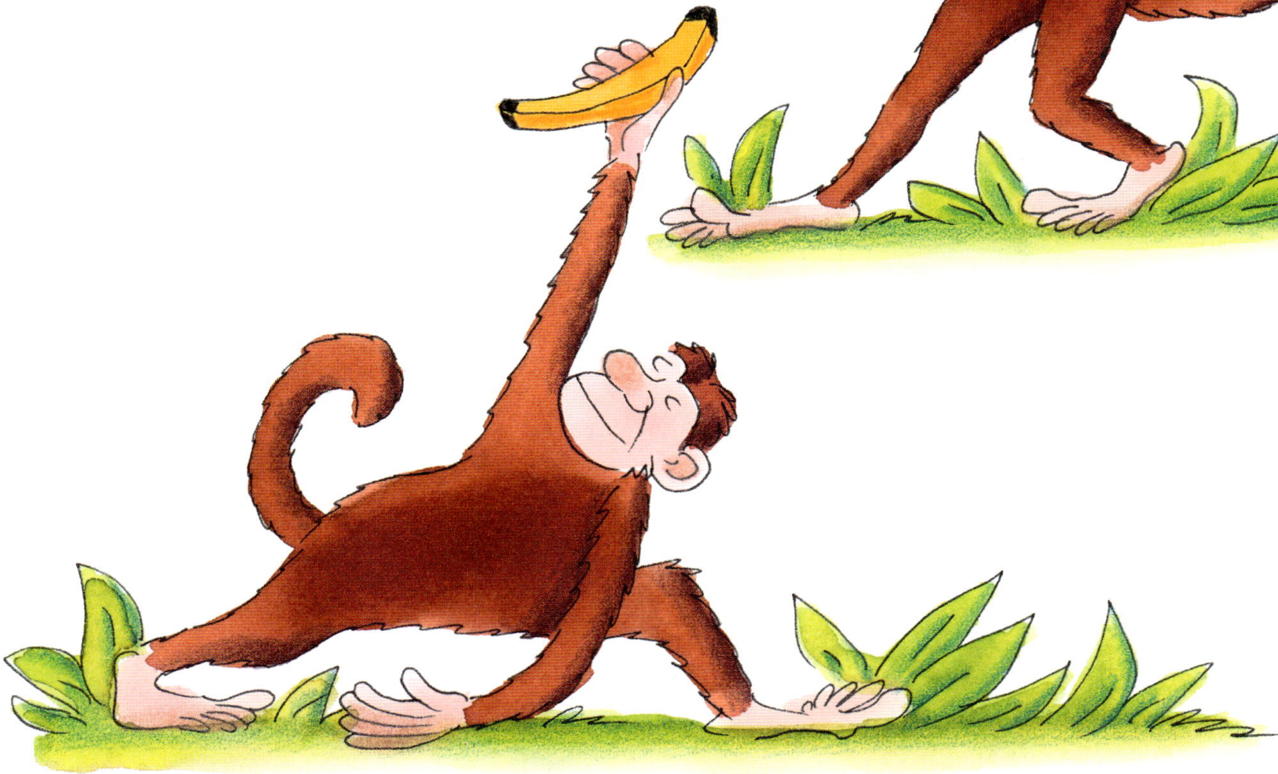

Das Alter genießen

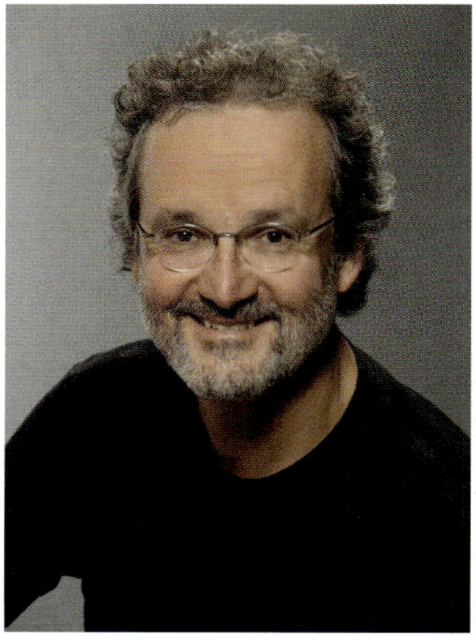

CARL © Fotowerkstatt Schander

Klaus Puth ist 1952 in Frankfurt geboren und arbeitet seit Jahren erfolgreich als Illustrator für Geschenkbücher, Kinderbücher, Kalender und Karten. Er lebt nahe Frankfurt in Mühlheim am Main.

www.carlsen.de/yoga

Holen Sie sich jetzt die kostenlose App zum Buch.

FSC
www.fsc.org
MIX
Papier aus verantwortungsvollen Quellen
FSC® C002795

1 2 3 4 15 14 13 12

Originalausgabe

Umschlag: Christiane Hahn
unter Verwendung von Illustrationen von Klaus Puth
Layout: Christina Hucke
Redaktion: Oliver Th. Domzalski, Antje Haubner
Herstellung: Wiebke Düsedau
ISBN 978-3-551-68482-0
Printed in Latvia

www.carlsenhumor.de
www.carlsen.de

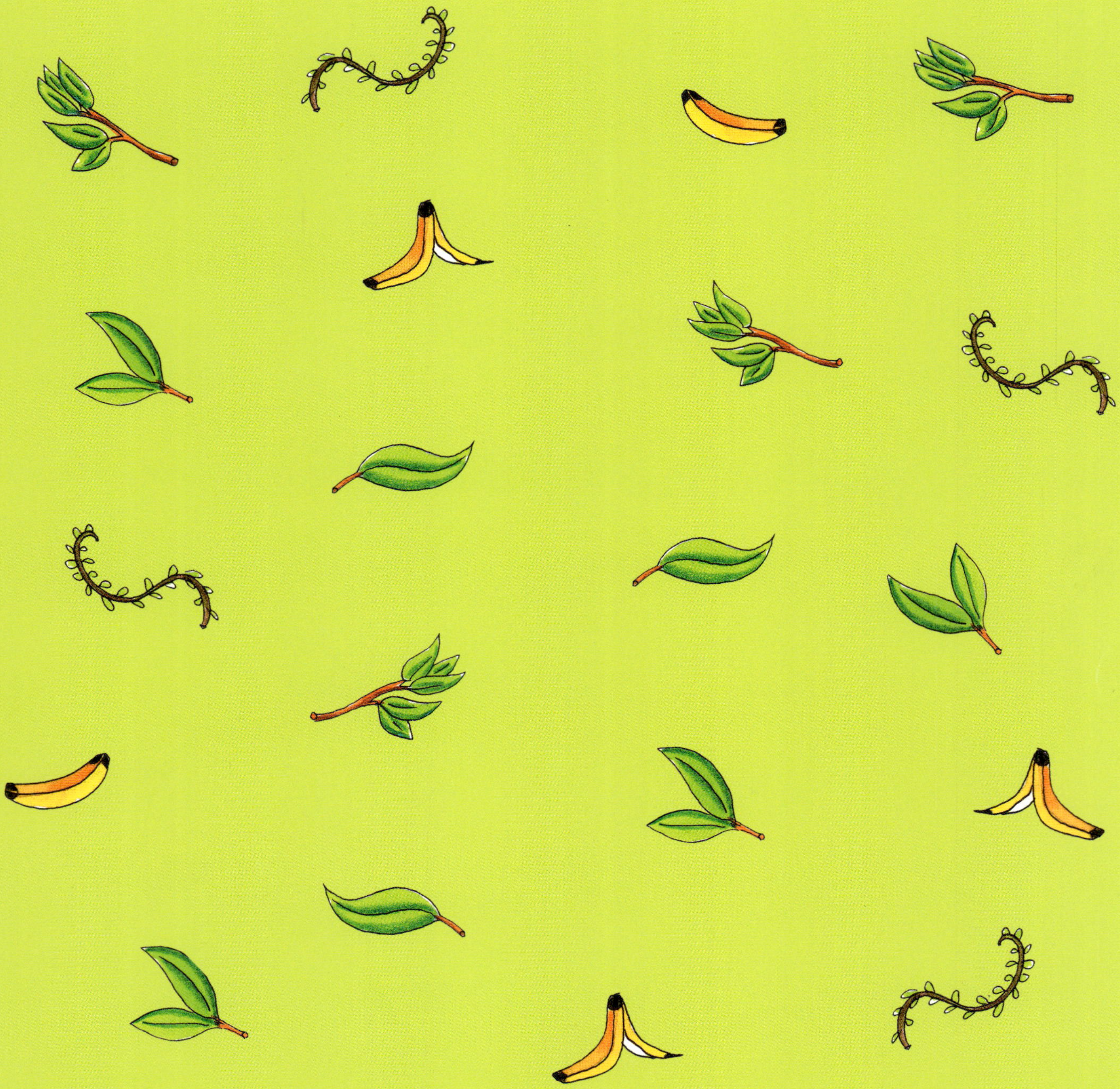